河南中医药大学第一附属医院
全国名老中医药专家传承工作室建设项目成果

当代名老中医临证精粹丛书·第一辑

张东岳 内外同调论治肛肠病

主编 周艳阳 张相安

总主编 朱明军

全国百佳图书出版单位
中国中医药出版社
·北京·

图书在版编目（CIP）数据

张东岳内外同调论治肛肠病 / 周艳阳，张相安主编 . —北京：中国中医药出版社，2021.11

（当代名老中医临证精粹丛书. 第一辑）

ISBN 978-7-5132-7264-3

Ⅰ.①张… Ⅱ.①周… ②张… Ⅲ.①肛门疾病—中医临床—经验—中国—现代 Ⅳ.① R266

中国版本图书馆 CIP 数据核字（2021）第 214418 号

中国中医药出版社出版

北京经济技术开发区科创十三街 31 号院二区 8 号楼

邮政编码　100176

传真　010-64405721

河北省武强县画业有限责任公司印刷

各地新华书店经销

开本 880×1230　1/32　印张 4　彩插 0.25　字数 85 千字

2021 年 11 月第 1 版　2021 年 11 月第 1 次印刷

书号　ISBN 978 – 7 – 5132 – 7264 – 3

定价　39.00 元

网址　www.cptcm.com

服务热线　010-64405510

购书热线　010-89535836

维权打假　010-64405753

微信服务号　zgzyycbs

微商城网址　https://kdt.im/LIdUGr

官方微博　http://e.weibo.com/cptcm

天猫旗舰店网址　https://zgzyycbs.tmall.com

如有印装质量问题请与本社出版部联系（010-64405510）

版权专有　侵权必究

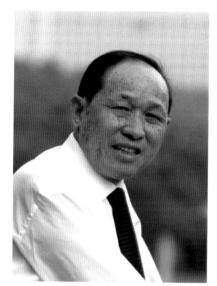

张东岳教授

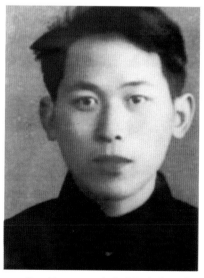

1963 年 7 月 12 日，张东岳河南中医学院
（现河南中医药大学）毕业时留念

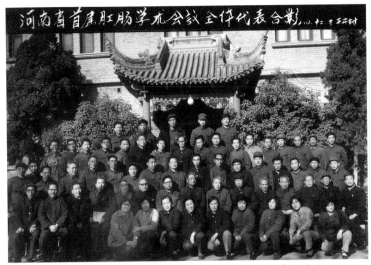

1980 年 12 月 3 日，张东岳（第三排左三）出席河南省
首届肛肠学术会议上

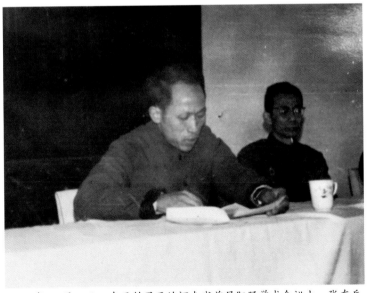

1980 年 12 月 3 日，在开封召开的河南省首届肛肠学术会议上，张东岳
教授（发言者）被选为河南省中医肛肠学会主任委员

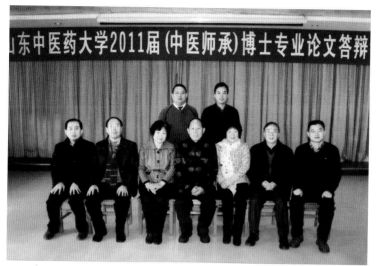

2011 年 12 月 9 日，张东岳教授（前排居中者）在郑州参加"中医师承"
博士毕业论文答辩会

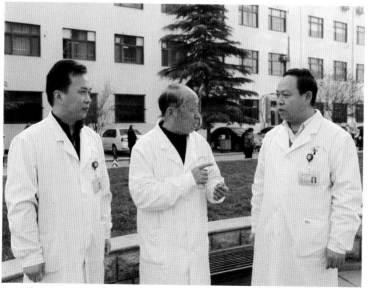

2014 年 3 月 16 日，张东岳教授与两位学术经验继承人张相安博士（右）、
周艳阳博士（左）商谈今后工作计划

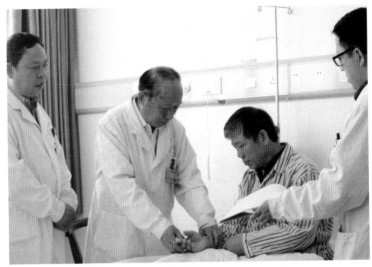

2016 年 4 月，张东岳教授日常查房，为患者诊脉

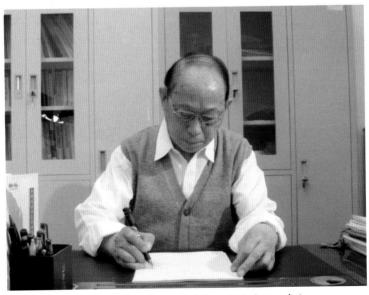

80 岁高龄的张东岳教授在整理书稿（2017 年）

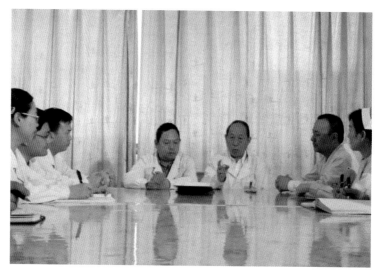

2018 年 3 月，张东岳教授在科室的疑难病例讨论会上给大家做讲解

本书编委会

主　审　张东岳

主　编　周艳阳　张相安

副主编　陈淑君　常为伟　张双喜

编　委　安永康　张凯亚　陈立平　潘　慧

　　　　刘晓博　韩海涛　郭海霞　李　阳

　　　　张琳菡　张　浩

总序 1

　　中医药学博大精深，具有独特的理论体系和疗效优势，是中国传统文化的瑰宝，也是打开中华文明宝库的钥匙，为中华民族的繁衍昌盛做出了不可磨灭的巨大贡献。当下，中医药发展正值天时地利人和的大好时机，"传承精华，守正创新"是中医药自身发展的要求，也是时代主题。党和国家高度重视中医药事业的发展，陆续出台了一系列扶持中医药传承工作的政策，以推动名老中医经验传承工作的开展。

　　河南地处中原，天地之中，人杰地灵。中原大地曾经孕育了医圣张仲景，时代变迁，医学进步。河南中医药大学第一附属医院经过近70年的发展，涌现出了一大批中医药大家、名家，这些名老中医几十年勤于临床，他们奉献了毕生心血，专心临床，服务人民。为更好地传承学习这些名家的学术思想，医院组织撰写了《当代名老中医临证精粹丛书》。该丛书汇集了河南中医药大学第一附属医院名老中医毕生宝贵经验，从临证心得、遣方用药、特色疗法等不同方面反映了老中医们的学术思想。他们之中很多人早已享誉医坛、造福一方，在省内乃至全国均有较大的影响。如国医大师李振华，全国名中医崔公让、丁樱，全国中医药高校教学名师赵文霞等，这些中医专家在内、外、妇、儿等疾病治疗和学术研究等方面均有很高建树。

该丛书内容丰富、实用，能为后来医者开阔思路、指明方向，为患者带来福音，对中医药事业的发展可谓是一件幸事。相信这套丛书的出版，一定会受到医者的青睐，各位名老中医的学术思想和临证经验一定会得到更好的继承和发扬。

整理名老中医的学术思想和临床经验并付梓出版，是中医药传承创新的最好体现，也是名老中医应有之责任和自我担当。值此盛世，党和国家大力支持，杏林中人奋发向上，定能使中医药事业推陈致新，繁荣昌盛，造福广大人民健康，是以为序。

中央文史研究馆馆员

中国工程院院士

中国中医科学院名誉院长

王永炎

2021 年 9 月

总序 2

名老中医是中医队伍中学术造诣深厚、临床技艺高超的群体，是将中医理论、前人经验与当今临床实践相结合的典范。对于名老中医学术思想和临证经验的传承和发扬，不仅是培养造就新一代名医，提高临床诊治水平的内在需求，也是传承创新发展中医药学术思想工作的重要内容，更是推动中医药历久弥新、学术常青的内在动力。我在天津中医药大学和中国中医科学院任职期间都将此事作为中医药学科建设和学术发展的重要内容进行重点规划和落实，出版了系列的专著。留下了几代名老中医殊为宝贵的临床经验和学术思想，以此告慰前辈而无愧。

河南地处中原，是华夏文明的发祥地，也是中医药文化发生、发展的渊薮。历史上河南名医辈出，为中医学的发展做出了重要贡献。南阳名医张仲景的《伤寒杂病论》及其所载经方，更是被历代医家奉为经典，历代研习者不计其数，正所谓"法崇仲景思常沛，医学长沙自有真"。此后，攻下宗师张从正、医学泰斗滑寿、食疗专家孟诜、伤寒学家郭雍、温病学家杨栗山、本草学家吴其濬等名医名家，皆出自于河南。据考，载于史册的河南名医有一千多人，流传后世的医学著作六百余部，这是河南中医的珍贵财富。

河南中医药大学第一附属医院始建于1953年，建院至今先后涌现出李振华、袁子震、吕承全、李秀林、李普、郑颉云、黄明志、张磊等一批全国知名的中医大家。医院历届领导均十分重视名老中医药专家的学术经验传承工作，一直投入足够的财力和人力在名老中医工作室的建设方面，为名老中医药专家学术继承工作铺路、搭桥，为名老中医培养继承人团队。医院近些年来乘势而上，奋发有为，软硬件大为改观，服务能力、科研水平及人才培养都取得令人瞩目的成绩。特别是坚持中医药特色和优势，在坚持传承精华，守正创新方面更是形成了自己的特色。集全院力量，下足大功力，所编著的《当代名老中医临证精粹丛书》的出版就是很好的例证。

该丛书内容详实、治学严谨，分别从医家小传、学术精华、临证精粹、弟子心悟等四个章节，全面反映了诸位名老中医精湛的医术和深厚的学术洞见，结集出版，将极大有益于启迪后学同道，故乐为之序。

中国工程院院士

天津中医药大学　名誉校长

中国中医科学院　名誉院长

2021 年 9 月于天津团泊湖畔

张伯礼

总序 3

　　欣闻河南中医药大学第一附属医院与中国中医药出版社联合组织策划编写的《当代名老中医临证精粹丛书》即将出版，内心十分高兴，入选此套丛书的专家均为全国老中医药专家学术经验继承工作指导老师，仔细算来这应该是国内为数不多的以医院出面组织编写的全国名老中医临证经验丛书，可见河南中医药大学第一附属医院对名老中医专家经验传承工作的高度重视。

　　河南是中华民族灿烂文化的重要发祥地，也是中医药文化的发源地、医圣张仲景的诞生地。自古以来就孕育培养了诸多中医名家，如张仲景、王怀隐、张子和等；也有很多经典中医名著流芳千古，如《黄帝内经》《伤寒杂病论》《太平圣惠方》《儒门事亲》等；中华人民共和国成立后，国家中医药管理局开展全国名老中医药专家学术经验继承指导工作及全国名老中医药专家工作室建设，更是培养出一大批优秀中医临床人才和深受百姓爱戴的知名医家。实践证明，全国老中医药专家学术经验继承工作是继承发扬中医药学，培养造就高层次中医临床人才和中药技术人才的重要途径，是实施中医药继续教育的重要形式。这项工作的开展，加速了中医药人才的培养，推进了中医药学术的研究、继承与发展。

　　作为河南中医药事业发展的排头兵，河南中医药大学第一附属医院汇集了众多知名医家。这套丛书收录了河南中医药大学第一附属医院名老中医的特色临证经验（其中除国医大师李振华教授、全国名老中医冯宪章教授仙逝外，其余均健在）。该丛书的前期组织策划和编写工作历时近两年，期间多次修订编纂，力求精心打造出一套内容详实，辨证精准，笔触细腻的中医临床经验总结书籍。相信通过这套丛书的出版一定能给广大中医工作者和中医爱好者带来巨大收益，同时也必将推进我省中医药学术的研究、继承与发展。有感于此，欣然为序。

最后奉诗一首：

中医一院不寻常，

诸位名师泛宝光。

继往开来成大统，

章章卷卷术精良。

国医大师　张磊

2021 年 10 月

丛书编写说明

河南中医药大学第一附属医院经过近70年栉风沐雨的发展，各方面建设都取得了长足的发展，特别是在国家中医药管理局开展全国名老中医药专家学术经验继承指导工作及全国名老中医药专家工作室建设工作以来，更是培养了一大批优秀的中医临床人才和深受百姓爱戴的知名专家，为了更好地总结、凝练、传承这些大家、名医的学术思想，展现近20年来我院在名老中医药传承工作中取得的成果，医院联合中国中医药出版社策划编撰了本套丛书。

该丛书囊括我院内、外、妇、儿等专业中医名家的临证经验，每位专家经验独立成册。每册按照医家小传、学术精华、临证精粹、弟子心悟等四个章节进行编写。其中"医家小传"涵盖了医家简介、成才之路；"学术精华"介绍名老中医药专家对中医的认识、各自的学术观点及自身的独特临证思想；"临证精粹"写出了名老中医药专家通过多年临床实践积累的丰富而宝贵的经验，如专病的临床诊疗特点、诊疗原则、用药特点、经验用方等；"弟子心悟"则从老中医们传承者的视角解读对名老中医专家中医临证经验、中医思维及临床诊疗用药的感悟，同时还有传承者自己的创新和发挥，充分体现了中医药传承创新发展的基本脉络。

本套丛书着重突出以下特点：①注重原汁原味的传承；

我们尽可能地收集能反映名老中医药专家成长、成才的真实一手材料，深刻体悟他们成长经历中蕴含的学习中医的心得，学术理论和临床实践特色形成的背景。②立体化、全方位展现名老中医学术思想：丛书从名老中医、继承者等不同角度展现名老中医专家最擅长疾病的诊疗，结合典型医案，系统、全面地展现名老中医药专家的学术思想和临证特色。

希望本套丛书的出版能够更好地传播我院全国名老中医专家毕生经验，全面展现他们的学术思想内涵，深入挖掘中医药宝库中的精华，为立志传承岐黄薪火的新一代医者提供宝贵的学习经验。为此，丛书编委会的各位专家本着严谨求实、保质保量的原则，集思广益，共同完成了本套丛书的编写，在此谨向各位名老中医专家及编者表示崇高的敬意和真诚的谢意！

丛书在编写的过程中，得到了王永炎院士、张伯礼院士、国医大师张磊教授等老前辈的指导和帮助，在此表示衷心的感谢和诚挚的敬意！

河南中医药大学第一附属医院

2021 年 8 月 30 日

本书前言

张东岳教授是国内中医肛肠专业知名专家,是河南省中医肛肠专业的奠基者,从医近60年,在业内有着较高威望。张东岳教授中医理论修养深厚,尤其是在中医外科方面学验俱丰,一生救人无数,可谓是"德医双馨"。张东岳教授勤于临床,善于总结提高,在环状混合痔、复杂性肛瘘、顽固性便秘、直肠脱垂等多种肛肠疾病诊疗方面均有独到见解;更注重教书育人,授业解惑,毫无保留,桃李满天下,被授予河南省中医事业终身成就奖;作为国家第三批、第四批名老中医学术经验继承工作指导老师,成立了张东岳名老中医工作室开展继承工作。

在以往学术经验继承工作的基础上,在医院领导的大力支持下,经弟子们的通力合作,完成了这部著作的编写。其间,张东岳教授提出了大量中肯意见和建议,规培办多次邀请出版社专家做具体指导,在此谨表感谢。

知其要者,从一而终,不知其要,流散无穷。愿这本著作能够从不同方面更好地展现张东岳教授的学术风采,对学习、传承张东岳教授的学术经验有所裨益。也欢迎同行对其中的不足提出批评,以帮助我们把工作做得更好。

编者
2021 年 9 月

1

目录

第一章　医家小传

一、医家简介 ………………………………………… 2
二、成才之路 ………………………………………… 2

第二章　学术精华

一、重视调补脾胃 …………………………………… 6
二、辨病与辨证相结合 ……………………………… 7
三、整体辨证与局部辨证相结合 …………………… 7
四、擅长手术与外治 ………………………………… 8
五、治未病思想 ……………………………………… 8

第三章　临证精粹

第一节　对调理阴阳的认知……………………………… 14

第二节　对治未病的认识………………………………… 17
一、便秘的治未病思想 ……………………………… 17
二、痔病的治未病思想 ……………………………… 20

第三节　脾肾阳虚证辨证心得 ················ 23

一、脾肾阳虚型便秘的治疗 ········· 24

二、脾肾阳虚型肠炎的治疗 ········· 25

三、脾肾阳虚型肛门失禁的治疗 ········· 27

第四节　治病重视固本培元 ················ 28

第五节　临证重视脾胃 ················ 32

一、便秘的治疗 ········· 33

二、泄泻的治疗 ········· 35

三、大肠息肉的治疗 ········· 37

四、大便失禁的治疗 ········· 38

五、肛门部创面愈合不良的治疗 ········· 39

第六节　细问详查重视四诊 ················ 39

一、问诊 ········· 40

二、望诊 ········· 41

三、切诊 ········· 42

四、闻诊 ········· 43

第七节　内外兼治思想在肛肠病中的应用 ········· 44

一、肛管直肠癌的治疗 ········· 44

二、泄泻的治疗 ········· 47

三、直肠脱垂的治疗 ········· 49

四、混合痔的治疗 ········· 49

五、肛周尖锐湿疣的治疗 ········· 51

第八节　专病论治及典型医案 ················ 51

一、便秘 ········· 51

二、肛瘘 ········· 62

三、结肠直肠炎 ·············· 70

四、直肠脱垂 ·············· 83

第四章 弟子心悟

第一节 跟师张东岳教授应用挂线疗法治疗体会········ 92

一、挂线疗法的作用机理 ·············· 92

二、挂线的分类 ·············· 93

三、挂线疗法在肛肠科的应用及治疗体会 ········ 94

第二节 张东岳教授防治肛门失禁临证体会········ 96

一、内治法 ·············· 97

二、外治法 ·············· 98

第三节 张东岳教授治疗老年便秘经验探析········101

参考文献·················107

第一章 医家小传

一、医家简介

张东岳，男，汉族，中国农工党员，河南省西华县人。1937年1月12日出生于河南省西华县，河南中医药大学第一附属医院主任医师、教授，全国名老中医，第三、第四批全国名老中医学术经验继承工作指导老师，中华中医药学会肛肠分会原常委，河南省中医肛肠学会原主任委员，《中国肛肠病杂志》副主编，河南省第六、第七届政协委员，河南省监察厅特邀监察员，河南省文史研究馆馆员，全国肛肠学科名专家，全国中医肛肠教育突出贡献名专家，河南省肛肠学会三十年特殊贡献奖获得者，河南省中医事业终身成就奖获得者。

二、成才之路

张东岳教授出生于豫南平原地区，幼年时家境贫寒，适逢战乱及黄河决口，生活颠沛流离，直至新中国成立，才返回原籍，生活稳定，始能上学接受教育，所以张东岳教授一生始终发自内心地感谢共产党，拥护党的领导。因深知学习不易，所以勤奋努力，每日学习至深夜，用四年时间读完了小学六年的课程，初中毕业时因品学兼优，由学校推荐，经许昌专署批准，免试保送升入西华第一高中。进入高中后，担任班上的"班主席"。高三毕业时，被评为"三好学生""模范学生""勤工俭学积极分子"，参加了全县劳模大会，受到西华县人民政府的表彰和奖励。张东岳教授现在还保留着中学时的各类奖状。

1959年考入河南中医学院（现河南中医药大学，下同），学校名医荟萃，学术氛围浓厚，管理严格，张东岳教授从此潜心医学，攻读岐黄，遍览医学名著，重视经典医籍的学习。在校期间，不仅认真学习理论知识，还经常跟师临床，目视耳听脑记手写教授传授的宝贵经验。曾担任团支部书记等职务，被评为学院先进工作者、青年红旗手。1963年毕业时被评为河南中医学院优秀生，留河南中医学院第一附属医院工作至今，一直从事中医肛肠专业的医疗教学科研工作。

当时的河南中医学院第一附属医院会聚了来自河南各地的中医名家，张东岳教授工作后师从当时的中医外科名家司万清、王庚贤两位老师，如鱼得水，尊师勤学，对外科手术、中药外敷内服等熟练掌握，很快成为一方名医。张东岳教授不仅是中医肛肠名家，对皮肤病、泌尿系疾病、妇科疾病等均有心得。1980年中医外科分化为肛肠、皮肤、周围血管病等不同专业，张东岳教授是我院肛肠科第一任科主任，也是河南省中医肛肠学会成立后第一届主任委员，河南省内各地的肛肠专业科室基本上均有医生在这里进修学习过，张东岳教授均倾囊而授，赢得学生的尊重，以桃李满天下来形容是非常恰当的。他认为，学习中医就要熟读经典，掌握中医必须多临床，学习中医要下苦功夫，才能学懂中医，才能成为一名真正的中医大夫。曾有一位慢性结肠炎患者，腹痛时作，久治不能缓解，后在他院治疗取效，张东岳教授听说后即亲至患者家中查看病历，发现理法均与自己辨证吻合，所异者，处方中仅多了一味中药——白屈菜，返家后即查阅相关资料，发现《救荒本草》对该药有记载，功能清热解毒、止痛止咳，他即要求医院购进该药，后随证加减，效如桴鼓。

在半个世纪的医疗工作中，张东岳教授在中医肛肠专业方面有诸多创举，如混合痔的"保留皮桥术"、复杂性肛瘘"开窗留桥术"、直肠脱垂"三联术"、肛肠病术后内外治结合的辨证治疗、便秘和炎症性肠病的分型治疗等，均独树一帜，影响较大，确立了自己在国内中医肛肠专业的学术地位。

张东岳教授是第三、第四批全国名老中医学术经验继承工作指导老师，指导了多位后辈，现又担任青苗人才指导老师，现在虽然已是古稀之年，但仍不停息，坚持临床，笔耕不辍。

自 2002 年担任指导老师后，在国家中医药管理局对全国各省的师承生提出要求"读经典、跟名师、多临床、常总结、再创新"后，张东岳教授为了更好地完成这项艰巨而光荣的任务，特制定了切实可行的教学法，认真带教，随时答问，专题研究，定时讲解，著书立说，撰写论文，经常总结，不断创新，力争把他们培养成新一代名医、中医骨干人才，为维护世人健康效力，真可谓是老骥伏枥，费尽心血。

为了搞好教学工作，张东岳教授将几十年在医教研实践中收集拍摄的典型素材加以精选，录制成教学视频《肛肠病影视录》，集视听教学于一体，理论与实际结合，直观与讲述同步，使学者印象深、记忆快、效果好，对肛肠病诊治有很大帮助，对我国肛肠病学科的发展起到了较大的促进作用。

张东岳教授后期获得的比较有影响的荣誉大致如下：2010 年 10 月，被中华中医药学会肛肠分会授予"中华中医药学会肛肠分会 30 年发展突出贡献奖"。2010 年 10 月，所在的名医工作室，被中华中医药学会肛肠分会授予"全国中医肛肠学科先进名医工作室"。2011 年 5 月，被河南省中医（中西医结合）肛肠学会授予"河南省肛肠学会三十年特殊贡献奖"。

第二章

学术精华

"医者，非仁爱之士，不可托也……非廉洁淳良，不可信也"（晋代杨泉）。张东岳教授常告诫我们，唯有别无所求，才能在医学上有所作为，才能全心全意为患者服务。张东岳教授不仅医术高超，而且医德高尚，从不自恃高傲，对待患者，不论贫富贵贱，均一视同仁，认真诊治。今年八十有五，虽年近耄耋，仍耳聪目健，思维敏捷，每周出诊三次，每月接诊患者 400 人次左右。张东岳教授对每位就诊的肛肠病患者均要做直肠指检和肛门镜检查，可见其工作量之大和为患者高度负责的态度。

张东岳教授在继承中医学脾胃理论和外治理论精粹的基础上，通过长年的临床实践，总结出了丰富的临证心得，形成了具有鲜明特色的中医肛肠病诊疗学术思想。

一、重视调补脾胃

张东岳教授十分重视脾胃后天之本的重要作用。他认为，肛肠疾病也属于脾胃病范畴，将脾病归纳为脾虚、脾虚夹湿、脾阳虚、脾肾亏虚等证候，多为虚证，表现为纳运失常，及胃则多以滞塞不通为病。尤其重视阳气的作用，认为中焦健运，一身阳气运行通畅，则病易痊愈，在内科如此，在外科疾病也是如此。如有脾病及肾倾向，宜及早配合应用附子、干姜、补骨脂等温补脾肾，截断病机，在后面的章节中可体会到张东岳教授善用健脾祛湿、温中行气、温肾散寒等治法，药物以党参、白术、茯苓、陈皮、茴香、乌药、补骨脂等多见，寒凉药物应用较少，并中病即止。

| 6

二、辨病与辨证相结合

辨病就是辨识具体的疾病，诊断明确，就抓住了其发生发展的规律。以往中医文献中对于肛肠病的中医诊断偏于笼统，不能明确表达病位、性质，关于转归、预后的论述也多有不同，影响疗效。张东岳教授认为，应正确认识中医的不足之处，不可偏执。随着西医学的发展，诊断疾病的手段越来越丰富，对于疾病的研究也在向微观发展，病位比较明确。例如对泄泻的诊疗，泄泻仅是一个症状，中医文献中则作为一个病名，西医学中肠功能紊乱、炎症性肠病、肠消化不良、结肠肿瘤等多种疾病均可致泄泻。类似的还有便血、腹痛等。证则反映了疾病当前所处阶段的主要矛盾，是中医特有的优势，也是中医的灵魂，病同证不同、证同病不同，中医优势尽显。故张东岳教授主张用西医诊病弥补中医的不足，用中医的辨证来诊疗，提高了临床疗效。

三、整体辨证与局部辨证相结合

整体辨证是通过四诊合参对机体的阴阳气血虚实做出论断，决定下一步的治疗措施。而局部辨证则是针对机体皮肤表面疮疡或癣等局部病变，根据其颜色、水肿、脓液、是否局限等进行综合分析，辨证是否属于热毒、阳虚、血瘀、湿邪等。张东岳教授认为两者不是对立的，而是互为必要补充，中医外科疾病在整体辨证基础上进行局部辨证，进一步增加了辨证的准确性，在整体治疗的同时对局部病变采用诸如中药外敷、热熨、灸法等，才能更好地控制疾病。整体辨证与局部辨证的结果可能是不一致甚至相反的，治疗手段也不可能完全统一，故主张要全身检查与局部检查相结合，整体辨证与局部辨证相结合，整体治疗与局部治疗相结合，凸显中医治疗优势。比如肛肠疾病手术后，在内治调理脾胃、扶正培元基础上，与局部中医外治结合，相得益彰。

四、擅长手术与外治

肛肠疾病除常见门诊保守治疗外，相当一部分需手术治疗，张东岳教授创立和改良了多种手术方法，如直肠脱垂三联术、肛瘘开窗留桥术等，已如上所述，一直遵循创面小、破坏少、功能好的要求，在学术界独树一帜；张东岳教授非常强调局部辨证，创制了多种中药外用方剂，根据疾病不同的阴阳属性，气血虚实，辨证应用，如黑风散治疗湿疹、平疣散外治尖锐湿疣、海马拔毒散治疗创面肉芽水肿久不收口等。

五、治未病思想

治未病是中医防治疾病的精髓，包括未病先防、早期诊治、既病防变等，其强调"防患于未然""防微杜渐"。我们具体从以下几个方面探讨张东岳教授的预防思想。

1. 未病先防

"未病先防"即是未病之前，通过加强饮食调理、改变不良的生活方式、加强锻炼等，提高人体对疾病的防御能力，使机体保持阴平阳秘的健康状态。《灵枢·逆顺》云："上工，刺其未生者也……故曰上工治未病，不治已病。"药王孙思邈也提出"常需安不忘危，预防诸病"；清代医家陈根儒认为"防其已然，防之未必能止；不如防其未然，使不能传之"。这些未病先防、积极预防的理念，要求健康之人在平时就应注意保养身体，预防疾病的发生。张东岳教授要求我们遵从"虚邪贼风，避之有时，恬惔虚无，真气从之，精神内守，病安从来"之教导，主动避开有害的致病因素，顺应自然界四时气候及地理环境的变化，平素要保持心情舒畅，饮食有节，加强身体锻炼，主动全面地调摄形与神，以期身体健康，正气充足，足以抵抗病邪。反之，如《素问·生气通天论》中曰："因而饱食，筋脉横解，肠澼为痔。"指出饮食不节与痔的发病有密切关系。又有《疮疡经验全书》曰"饮食不节，醉饱无时，恣食肥腻，胡椒辛辣，炙煿醇酒，禽兽异物，任情醉饱……乃生五痔"，其具体阐述饮食过多过饱，过食肥甘厚腻，嗜酒及喜进辛辣刺激之品，易生湿热下注于肛门，发为痔病，表现为便血、脱出、肛门潮湿等。故张东岳教授认为平时做到饮食有度，多食新鲜蔬菜水果及适量粗粮，对于预防痔病的发生有非常重要的作用。

2. 早期诊治

张东岳教授认为，在疾病的发生发展过程中，由于邪正斗争的消长，疾病可能会出现由表入里、由轻到重、由单纯到复杂的发展变化。早期诊治，其原因就在于疾病的初期病位较浅、病情较轻，正气未衰，传变较少，因而病较易治。故《素问·阴阳应象大论》曰："故邪风之至，疾如风雨，故善治者治皮毛，其次治肌肤，其次治筋脉，其次治六腑，其次治五脏。治五脏者，半生半死也。"说明诊治越早，疗效越好，如不及时诊治，病邪就有可能步步深入，使疾病愈趋复杂、深重，治疗也愈加困难。《灵枢·玉版》曰："夫痈疽之生，脓血之成也，不从天下，不从地出，积微之所生也。故圣人自治于未有形也，愚者遭其已成也。"即使疾病虽未发生，但已出现先兆，或处于萌芽状态时，应采取措施，防微杜渐，从而预防疾病的发生。早期诊治是治病的最高境界，也是衡量医术的重要标准。正如《素问·八正神明论》中所言："上工救其萌芽……下工救其已成，救其已败。"

3. 既病防变

既病防变即在已病之后根据疾病的发生发展规律及其传变途径，运用多种手段防止疾病的发展、传变，防止疾病进一步深入与恶化。张东岳教授认为疾病一旦发生，会按一定的规律传变，诚如《徐大椿医书全集·难经经释》所言："善医者，知病势之盛而必传也，豫为之防，无使结聚，无使泛滥，无使并合，此上工治未病之说也。"因此，尽早采取措施，强健可能会被殃及的"未病"脏腑，截断传变途径，是"治未病"的重要方法之一。《金匮要略·脏腑经络先后病脉证》曰："见肝之病，知肝传脾，当先实脾。"临床上治疗肝病的同时，常配以调理脾胃的药物，使脾气旺盛而不受邪。《伤寒论·辨太阳病脉证并治》曰："伤寒中风，有柴胡证，但见一证便是，不必悉具。"此乃医圣张仲景的既病防变之法。叶天士《温病条辨》中的"先安未受邪之地"更是既病防变之典范。比如在肛肠疾病中，肛窦炎是许多肛肠病的潜在原始感染病灶，临床研究表明，约有85%的肛门直肠病变与肛窦炎有关，如直肠黏膜下脓肿、肛周脓肿、肛瘘、肛裂、肛乳头肥大等，其原始病灶就是肛窦炎。因此，肛窦炎患者要及早诊治，防止产生他病或更严重的症状。

4. 瘥后防复

疾病初愈，虽然症状消失，但此时余邪未尽，正气未复，气血未定，阴阳未平。所以张东岳教授认为在病后应通过培补正气，调理脏腑功能，使其紊乱的状态得以恢复。若疾病初愈后调理不当，也易复发或留下后遗症，如《素问·热论》云："诸遗者，热甚而强食之，故有所遗也。"又曰："病热少愈，食肉则复，多食则遗。"热病虽减，但还有余热蕴藏于内，若此时勉强多进饮食则会助长热邪。对遗热和食复等后遗症的处理，文中从禁忌方面指出应少食或饮食清淡，表明《黄帝内经》是非常重视病后防复的，所以治未病还应包括病后调摄，即采取各种措施，防止疾病复发。

现代的医学模式也在从治疗向预防转变，以预防为主治未病的思想对于临床肛肠疾病的防治有十分重要的指导作用。如肛周脓肿的治疗,在平时生活中应注意控制辛辣食物的摄入,多饮水,忌久坐等,初期肿疡已成,宜内服黄连解毒汤,外敷如意金黄膏以清热消肿,如脓肿已成则宜早期切开,避免感染周围间隙组织,形成马蹄样脓肿等。

第三章 临证精粹

第一节　对调理阴阳的认知

阴阳的相对平衡，维持着人体正常的生命活动。阴阳失调是对人体各种功能、器质性病变的病理概括，被认为是疾病发生、发展变化的内在依据。因而，调理阴阳是临床上治疗疾病的一条基本原则。通过药物或其他方法，调整人体阴阳的偏盛或偏衰，使两者协调和合，恢复其相对平衡的状态，诸如寒热温清、虚实补泻、解表攻里以及调和营卫、调理气血等方法。回顾经典，在我国古代养生文献中，亦十分重视"调理阴阳"这条原则，因为调理阴阳可以说是一切养生的总原则。所以《素问·阴阳应象大论》说："阴阳者，天地之道也，万物之纲纪，变化之父母，生杀之本始，神明之府也。"这就是说，阴阳是指导天地间万物、一切变化现象的总纲。因此，我们一定要重视调理阴阳之间的平衡，从而使生命处于和谐状态。

阴阳失调的病理变化，可概括为阴阳偏衰、阴阳偏盛、阴阳互损、阴阳格拒、阴阳亡失和阴阳转化六个方面。因而，调整阴阳的治则也主要包括损其有余、补其不足和损益兼用这三个方面。具体的运用，则是针对上述六个方面的病理变化而确立并实施与之相宜的治疗方法。

从治疗角度来看，张东岳教授强调纠正疾病过程中机体阴阳的偏盛偏衰，损其有余、补其不足，即可恢复人体阴阳的相对平衡。一方面，损其有余，适用于人体阴阳中任何一方偏盛有余的实证。张东岳教授经验：阳偏盛的同时，每易消灼阴气，须在清热的同时配以滋阴之品；阴寒偏盛每易损耗阳气，在散寒的同时配以扶阳之品，此即为祛邪为主兼以扶正之法。另一方面，补其不足，适用于人体阴阳中任何一方虚损不足的病证。需指出的是，基于阴阳互根、相互转化，对于阴阳偏衰的虚热、虚寒证，补阳时适当佐以补阴药，谓之阴中求阳；补阴时适当佐以补阳药，谓之阳中求阴。正如明代张介宾所说："善补阳者，必于阴中求阳，则阳得阴助而生化无穷；善补阴者，必于阳中求阴，则阴得阳升而泉源不竭。"张东岳教授常常强调：调整阴阳，不可拘于表象的虚实寒热，要在中医整体辨证的基础上，找出导致阴阳失衡的根本原因。如通脉四逆汤证，即是典型的真寒假热的阴阳格拒证。阴阳寒热有真假，虚实亦须明辨，阳气偏亢的热证，可以由阴虚不足以制阳而致，治疗的重点不在损有余之阳，而在补不足之阴。反之，阴气偏盛的寒证，可以由阳气不足以制阴而致，治疗当以温补不足之阳为主，此即为"壮水之主，以制阳光""益火之源，以消阴翳"。在临床中准确抓住病机，对选方用药尤其关键。

《素问·至真要大论》提出："谨察阴阳所在而调之，以平为期。"指出需根据正邪的盛衰，斟酌阴阳之虚实，用相应的方法调整人体机能以达到平和、协调、稳定的状态。此之"平"代表了阴阳的平衡，也就是我们临证诊疗所要求的"度"。例如常言的"祛邪不可伤正"，扶正，可助正气祛除病邪,即所谓"正胜邪自去";祛邪,可防止邪气对正气的侵害,即所谓"邪去正自安"。《伤寒论》主论外感病,六经病皆以祛邪为务,三阳病运用汗、吐、下、清、消诸法祛邪,以因势利导为原则,最大限度地避免在祛邪的过程中伤及正气;三阴病正气亏虚,治以扶阳益阴为法,其目的亦在于助正气祛邪。即调整阴或阳的偏盛时,应注意有没有相应的阳或阴偏衰的情况存在,若已引起相对一方偏衰时,则当兼顾其不足配合以扶阳或益阴之法补其偏衰,对阴或阳的一方虚损不足的病证,临床采用补其不足的方法进行治疗。如阴虚阳亢的虚热证,因其阳亢是由阴虚所致,故应以滋阴的方法治疗,阴液充足,阳亢自平,即所谓滋阴潜阳。若阳虚不能制阴而致阴寒偏盛,则应补其阳虚以制其阴寒,则阳气自复。如属阴阳两虚,则当阴阳双补。因为阴阳是互根互用的,故阴阳的偏衰又可互相影响,因此,在治疗偏衰的病证时,则阴阳自和,还应注意在补阴时适当配用补阳药,补阳时适当配用补阴药。

在临床中,张东岳教授经常教导我们,调整阴阳,需要透过表象参透病机,判断阴阳失衡的根本原因,灵活把握扶正祛邪、补虚泻实的"度"。所谓寒因寒用、热因热用、塞因塞用的反治法,不悖于"治病求本"的基本原则,目的总是在扶正祛邪的前提下,使人体阴阳达到平衡一致。"阴阳偏胜则病,阴阳孤绝则死",所谓"扶正克邪,治在权衡",要求我们从整体观出发,阴阳调和,才能健康无病,所以在临床中,阴阳的"和"尤为关键。

第二节　对治未病的认识

中医学历来注重预防，早在《内经》就提出了"治未病"的预防思想。《素问·四气调神论》曰："圣人不治已病治未病，不治已乱治未乱，此之谓也。夫病已成而后药之，乱已成而后治之，譬犹渴而穿井，斗而铸兵，不亦晚乎？"预防，就是采取一定的措施，防止疾病的发生和发展。预防对于健康人来说，可增强体质，预防疾病的发生，对于病者而言，可防止疾病的发展与传变。

张东岳教授认为治未病是中医防治疾病的精髓，包括未病先防、早期诊治、既病防变和瘥后防复等方面，其重点强调"防患于未然""防微杜渐""未雨绸缪""防重于治"，以预防为主治未病的思想对于临床各科包括肛肠疾病的防治起着十分重要的指导作用。

具体到治未病思想在中医肛肠科的运用，我们从以下几个方面进行探讨。

一、便秘的治未病思想

在中医"治未病"思想指导下，张东岳教授编写了《预防便秘六要歌》，从以下 6 个方面防治便秘。

一要五谷蔬果要多吃，饮食均衡不偏食；食物过精并不好，含渣纤食不可少。

《素问·脏气法时论》指出："五谷为养，五果为助，五畜为益，五菜为充。气味合而服之，以补益精气。"便秘的发病与饮食有密切关系，所以饮食要有节制，不可暴饮暴食，"饮食自倍，肠胃乃伤"，也不可偏食偏嗜，不可过食肥甘厚腻之品，五谷、瓜果、蔬菜、鱼肉要合理搭配。并可根据五味归经、药物归经等理论进行食疗，以养五脏气，调理失衡之脏腑。

二要大便定时排，建立信号莫忘怀；时间最好在晨起，符合人们之生理。

养成良好的排便习惯，每日定时排便，有便意时不要忽视，及时排便，形成条件反射，建立良好的排便规律，避免因精神原因、生活规律改变、过度疲劳等因素而导致未能及时排便。同时排便的环境和姿势尽量舒适，免得抑制便意。合理安排生活和工作，做到劳逸结合，精神恬适。

三要坚持练腹肌，膈腹平提肌增力；各组肌力皆增强，排便自然能通畅。

排便需要依靠腹肌、膈肌、提肛肌的力量以增加腹腔内压，从而排出粪便。教会患者进行腹式深呼吸动作；教会其做提肛锻炼有利于加强盆底肌肉的力量。每晚睡前从右到左顺着结肠的排便方向进行反复多次按摩，以增加腹压，促进肠蠕动。另外，华佗提出："人体欲得劳动，但不当使极尔，动则谷气得消，血脉流通，病不得生，譬犹户枢不朽是也。"因此，在群众中开展适当的体育运动，如气功、太极拳、五禽戏等活动，使气血流畅，健脾而强身。

四要治疗原发病，病愈便秘可康宁。

部分患者的便秘是由器质性疾病引起的，如患有肛周疾病，如痔疮、肛裂，因排便疼痛而惧怕排便，从而导致便秘；某些全身性疾病如尿毒症、脑血管意外、全身恶性肿瘤等，由于机体抵抗力降低，无力排便而造成便秘。因此，应积极治疗原发病，病愈则便秘自消。

五要饮水量够足，肠润便秘自康复。

保证充分的液体摄入量，鼓励老年人每天摄入 2000 ~ 3000mL 的水量，晨起空腹饮水 200 ~ 300mL，最好是淡盐水，分 2 ~ 3 次饮尽。每晚睡前喝蜂蜜水可以清洗肠胃，以利排便。

六要心情常舒畅，喜悦欢乐肠自畅。

应精神愉快，情志调畅。若情志失和，忧愁思虑过度，可致气机郁滞而传导失职造成便秘。平时宜多听柔和的音乐，避免观看感官刺激及情节紧张的影视。心胸应豁达，遇事勿怒。养成养花、养鸟、养鱼等习惯来陶冶情操。

"治未病"的思想源远流长，西医学模式向"生物－心理－社会－环境"模式的转变，给中医"治未病"理论的发展带来新的机遇，"预防－保健－治疗－康复"一体化的理念，给"治未病"理论注入新的活力。针对便秘疾病的特点，中医"治未病"有着不可比拟的优势，有待我们进一步深入挖掘、研究。

二、痔病的治未病思想

张东岳教授将痔病的防治概括如下：

多吃素，少肥甘，辣椒酒，适量限；

六淫邪，要回避，燥湿热，最宜忌；

脏腑虚，要调适，正气存，邪不至；

勿久坐，负重行，气血畅，身康平；

防便秘，防泻痢，肠运畅，便自易；

讲卫生，常洗冲，晚坐浴，保洁清；

二胎少，三胎好，顺自然，珍如宝；

慎房事，不贪欲，洁自爱，交有律。

从以上八个方面阐述了痔病的防治。

第一，多吃素，少肥甘，辣椒酒，适量限。

《内经》言："因而饱食，筋脉横解，肠澼为痔。"指出饮食不节与痔发病的关系。《疮疡经验全书》又言："饮食不节，醉饱无时，恣食肥腻，胡椒辛辣，炙煿醇酒，禽兽异物，任情醉饱……乃生五痔。"具体阐述饮食过多过饱，过食肥甘厚腻，嗜酒及喜辛辣刺激之品，可致湿热下注于肛门，发为痔病。故平时应多食新鲜蔬菜水果及适量粗粮，做到饮食有度，对于预防痔病的发生非常重要。

张东岳
内外同调论治肛肠病

20

第二,六淫邪,要回避,燥湿热,最宜忌。

慎避外邪。《素问·上古天真论》首篇提出:"上古之人,其知道者,法于阴阳,和于术数……故能形与神俱,而尽终其天年,度百岁乃去。"指出只有顺应四时之气,慎避外邪,才能保持身体正气,避免发病。痔病发生外因多为感受风湿燥热之邪,故若顺应四时之气,慎避风湿燥热之邪,可以预防甚至减少痔病的发生。

第三,脏腑虚,要调适,正气存,邪不至。

《外科正宗》曰:"痔者皆因脏腑本虚……以致气血下坠,结聚肛门,宿滞不散,而冲突为痔者。"说明脏腑本虚、气血不足与痔的发生有关。故在"治未病"之"未病先防"理论指导下,应当增强人体正气,以减少痔病发生。

第四,勿久坐,负重行,气血畅,身康平。

《外科正宗》云:"夫痔者,或因久坐而血脉不行以及担轻负重,竭力远行,气血纵横,经络交错……以致浊气瘀血,流注肛门,俱能发痔。"指出过劳过逸、久坐久行及负重远行可使瘀血浊气结于肛门为病。故大家应当避免久坐、久站、久行,每天坚持适量活动,体育锻炼可以疏通经络,有益于改善肛肠血液循环,调和人体气血,预防痔疾。也可做适量提肛运动、便后操等,有助于预防痔病加重。提肛运动是临床中常向患者推荐的方法,注意在做提肛运动时要全身放松,并配合吸气和呼气运动。

第五,防便秘,防泻痢,肠运畅,便自易。

定时排便,忌忍忌努,保持大便通畅。张东岳教授认为,便秘是痔病发生的重要原因,因长期便秘,可使粪便堆积直肠，导致直肠下段气血运行受阻，而癖积成痔。"忍大便不出，久为气痔"（引自《诸病源候论》），又"恣意耽看，久忍大便，逐致阴阳不合，关格壅塞，风热下冲，乃生五痔"。故养成定时排便的习惯，不忍不挣，如厕不久蹲，不在排便时看书、看报、玩手机，有助于预防痔病的发生。另外还需避免久泻、久痢。"久下不止，多生此病""有久泻久痢而生痔者"。因久泻、久痢多由脾虚所致，脾失运化致湿浊内生。气血湿浊，流注肛门，发而为痔。故出现泄泻及痢疾时当及时治疗，不可拖延，以免引发痔病。

第六，讲卫生，常洗冲，晚坐浴，保洁清。

每次大便后避免用便纸反复擦拭肛门，可用温水进行清洗，再用干布或吸水纸擦干，每晚温盐水坐浴，或使用现今流行的智能马桶等。总之要保持肛门周围清洁，勤换内裤，注意卫生，可防止肛周感染，形成痔病。

第七，二胎少，三胎好，顺自然，珍如宝。

做好妇女妊娠期的护理及调整月经周期。妇女妊娠后，尤其是孕中晚期，由于胎儿在盆腔内压迫直肠静脉，同时腹内压增高，加上直肠末端静脉无静脉瓣，故易致静脉回流受阻，形成痔。产褥期，产妇多卧床，肠管蠕动减弱，易致排便不畅而发为痔病。同时妊娠期常食高蛋白、高脂肪食物，易生湿热而导致肛肠疾病的发生。此外，产妇由于分娩时过度用力，常使肛门静脉瘀血而诱发痔病。《外科理例》言："妇人因经后伤冷，月事伤风，余血在心经，血流于大肠，则生痔。"故做好妊娠期及经期的护理可以预防痔病的发生。

第八，慎房事，不贪欲，洁自爱，交有律。

痔是消化道末端的一种肛门疾病，性活动是人类的一种本能，一个在"前门"，一个在"后门"，似乎彼此无关，实际情况却并非如此。房事过频和经常忍精不泄的男士易患痔疮。性生活时全身肌肉处于高度紧张状态，这就会增加肛门周围血液循环的阻力，使血液循环发生障碍，并一直持续到性生活结束。痔疮是肛门周围的静脉丛突出于黏膜外（内痔）或肛门外（外痔）。若性生活过频，直肠静脉丛常发生血液循环障碍，静脉曲张、淤血，突出于黏膜或肛门外，以致不可逆转，这就容易患痔疮。同样道理，经常忍精不泄，臀部肌肉群持续收缩，也会影响肛门静脉丛的血液循环，形成痔疮。因此，避免房劳过度，有助于预防痔疮形成。

总之，"治未病"是中医防治疾病的精髓，其重点强调"防患于未然""防微杜渐""未雨绸缪""防重于治"，其思想对于临床肛肠病的防治起着十分重要的指导作用。

第三节　脾肾阳虚证辨证心得

张景岳《传忠录·辩丹溪》中论述"阴主杀"："凡阳气不充，则生意不广，而况乎无阳乎，故阳惟畏其衰，阴惟畏其盛，凡万物之生由乎阳，万物之死亦由乎阳，非阳能死物也，阳来则生，阳去则死矣。"在肛肠疾病中，脾肾阳虚型证候非常多见，如便秘、炎症性肠病等，张东岳教授在这类疾病的诊治方面积累了丰富的经验，我们在跟师学习过程中有很多体会，在此就便秘、肠炎、肛门失禁三个疾病脾肾阳虚证的诊治学习体会论述如下。

一、脾肾阳虚型便秘的治疗

便秘的病因病机错综复杂，病位在大肠，一般认为由脾所主，因肾司二便，脾主运化，历代医家均认为便秘与脾肾二脏关系密切。《景岳全书·秘结》曰："凡下焦阳虚则阳气不行，阳气不行则不能传送而阴凝于下，此阳虚而阴结也。"目前临床上，脾肾阳虚型便秘患者一为老年患者居多，一为本轻度便秘自行用泻药或因减肥原因长期滥用寒凉泻药，因长期服用，损伤阳气，致脾肾双亏。临床上大部分顽固性便秘患者均有长期服用三黄片、黄连上清丸、番泻叶等经历，致病情加重，发展为脾肾阳虚型便秘。张东岳教授总结临床经验，认为过度使用寒凉药物，或汗、吐、下法，误治、失治，以及祛邪过用杀伐药物等均可损伤阳气，脾阳不振，久而及肾，张东岳教授认为治宜采取补脾益肾、培元通便法，自拟经验方"煦晖培元丹"治疗脾肾阳虚型便秘，取得了良好的临床疗效，在临床上推广应用较多。

证候表现：大便秘结，无便意或虽有便意而努挣乏力，便后疲乏不堪，面色无华，时有头晕、心悸，小便清长，畏寒肢冷，舌质淡，苔白润，脉沉迟。

治法：补脾益肾，培元通便。

方药：煦晖培元丹（张东岳教授经验方）。

当归 15g，白芍 20g，何首乌 30g，女贞子 15g，锁阳 15g，韭子 10g，熟地黄 20g，桃仁 10g，火麻仁 15，莱菔子 20g，甘草 6g。

用法：水煎，每日 1 剂，分 2 次服。

张东岳教授在治疗便秘处方时善用锁阳、韭子，认为二药能强阴益髓、补肝肾、润肠燥、安五脏、养精神，可资参考。

二、脾肾阳虚型肠炎的治疗

中医学认为，肠炎的病因多为饮食不节，脾失健运，水化为湿，谷反为滞，湿滞内停；或起居不慎，外邪乘虚而入，损伤脾胃，内外相兼，导致湿热蕴结肠道；或因情志所伤，脾虚肝旺，肝脾不和，肝气乘脾而发；最终因久泻耗伤阳气，脾肾阳亏，关门不固。张东岳教授认为，本病的发生与发展，在外因方面与湿邪的关系最为明显，多因湿邪侵入脾胃所致，即所谓"湿盛则濡泻""湿多成五泄"；湿为阴邪，易困脾阳，脾失运化，清浊不分，而发泄泻，即所谓"泄泻之本，无不由于脾胃""得此证者，或因于内伤，或感于外邪，皆能动乎脾湿"；脾主运化，喜燥恶湿，脾病则运化失常，肠道分清泌浊、传导功能失司，水湿内停，气血凝滞，邪壅肠中，与肠中腐浊之气相搏，而发泄泻。在内因方面，与脾肾关系较密切，泄泻日久，脾阳不足，水谷精微输布失常，损及肾阳，肾阳不足，则命门火衰，脾土失于温煦，运化失司，泄泻复作。正所谓"愚按痢之为证，多本脾肾，然而尤有至要者，则在脾肾两脏……是知在脾者病浅，在肾者病深"。

证候：病程迁延日久，肠鸣腹泻或便中夹有黏液，或黏液血便。腹泻多在黎明之前，泻后则安，形寒腹冷，面色㿠白，腰膝酸软，健忘失眠，舌淡苔白，脉沉细无力。肠镜检查：可见肠黏膜色泽较淡，充血水肿，可伴有胶冻样分泌物。

治法：温补脾肾，涩肠止泻。

方药：肠怡舒（张东岳教授经验方）。

当归 12g，党参 15g，焦白术 20g，罂粟壳 6g，肉桂 6g，白芍 12g，补骨脂 30g，五味子 12g，吴茱萸 12g，制附子 10g，广木香 6g，诃子肉 6g，肉豆蔻 15g，炙甘草 6g。

用法：水煎服，每日 1 剂，分 2 次服。

《景岳全书》云："泄泻之本，无不由于脾胃。"又云："脾强者，滞去即愈，此强者之宜清宜利，可逐可攻也。脾弱者，因虚所以易泻，因泻所以愈虚，盖关门不固，则气随泻去，气去则阳衰，阳衰则寒从中生，固不必外受风寒，始谓之寒也。"又云："五脏所伤，穷必及肾。"张东岳教授认为本病初起以脾虚夹湿为主，进一步发展出现湿热蕴结大肠，进而损伤阳气并及于肾，导致脾肾阳虚、寒湿内停的疾病发展规律，提出湿邪、气滞、脾虚贯穿于本病全过程，为本病的主要病机变化规律。在治疗上，张东岳教授认为初起多为实证、热证，方药宜以祛邪为主，清热利湿、调气化滞，忌用收涩之品；疾病后期，多以脾肾阳虚为主，是谓"在脾者病浅，在肾者病深，肾为胃关，开窍于二阴，未有久痢而肾不损者，故治痢而知补降，非其治也"。同时基于本病发病大多有本虚标实之象，泻为湿盛，当责之于脾，提出治疗本病要注意照顾脾胃，健脾当贯穿始终，祛除湿邪，不宜过用攻伐之品。同时指出，健脾忌过于温补滋腻，以防助湿碍脾，使病情缠绵难愈。

三、脾肾阳虚型肛门失禁的治疗

肛门失禁是一种以大便自主控制出现障碍，不能随意控制排便和排气功能紊乱的症状。中医学中并无"肛门失禁"病名，追根溯源当属"大便滑脱""遗失"等范畴。张东岳教授认为肛门失禁与脾、肾和肝等脏器密切相关，主张用西医的辨病、中医的辨证进行诊疗，擅长运用中医内外同治法，疗效确切。

张东岳教授认为，"阳虚""失治"是导致肛门失禁的主要因素，并与机体阴阳、脏腑、气血和情志密切相关。遵循《诸病源候论·大便失禁候》"大便失禁者，由大肠与肛门虚弱冷滑故也。肛门，大肠之候也，俱主行糟粕，既虚弱冷滑，气不能温制，故使大便失禁"，或因素体虚弱，中气不足，痢疾日久，伤脾损肠，致中气下陷，升举无力，固摄失司，脱肛不收则排便失禁；或因久病久下，年老体弱，真阴耗损，温煦无权，阴阳两虚；或房劳伤肾，脾主肌肉，肾司二便，脾虚肌肉萎缩，肾亏后阴失约，肛门收缩无力或不能控制，则大便失禁；或因忧愁思虑，情志内伤，久坐少动，气机通降失常致肛门失约；或因产后、外伤、手术或车祸后，筋脉肌肉受损，固摄无权，致肛门失禁。综合以上论述，张东岳教授认为，肛门失禁多由年老体衰，病后体虚，脾肾阳虚所致。

证候：大便滑脱不禁，肛门下坠，面色萎黄，神疲气怯，畏寒怕冷，四肢不温，面色黧黑，腰膝酸软，头晕目眩，小便清长甚或不禁，舌淡，苔薄，脉沉迟。

治法：健脾温肾，固本培元，升提固脱。

方药：矢可福（张东岳教授经验方）。

党参 30g，山药 30g，白术 30g，黄芪 30g，当归 15g，砂仁 9g，益智仁 30g，淫羊藿 15g，狗脊 15g，巴戟天 15g，锁阳 12g，韭菜子 24g，乌药 15g，陈皮 12g，甘草 15g。

用法：水煎服，每日 1 剂，分 2 次服。

张东岳教授对该病做了深入研究，提出临床以脾肾阳虚型多见，治疗应以益气健脾、补肾壮阳、固摄精气为是。

方药加减：若见舌淡、苔薄、脉濡细、大便不成形者，加五味子、诃子；大便滑泄者，加附子、诃子、补骨脂；小便频数者，加煅龙骨、煅牡蛎、益智仁、桑螵蛸；畏寒肢冷者，加肉桂；肛门坠胀者，加葛根、枳壳、杏仁。

日常应适量运动，如爬山、踢毽等，以锻炼盆底肌；注意劳逸结合，勿过度增加腹压。

第四节　治病重视固本培元

元即元气，乃一身之根本，张东岳教授认为，元气不亏长命百岁，只有固本培元才能提升人体正气，发挥自身潜能，祛除病邪。因为人体是一个有机整体，只有重视脏腑才能固本培元，想要固本培元就要调和脏腑，重视脏腑之间的协同作用。脏与腑之间、脏与脏之间都存在着密切的联系，既相互克制，又相互生化，在临床跟师学习过程中，张东岳教授经常提醒我们重视脏腑的调理，保持机体功能的正常运行。

中医学认为，肾藏精、主纳气、主骨生髓通脑。《医学入门·脏腑》曰："肾有二枚……纳气，收血，化精，为封藏之本。"《素问·上古天真论》曰："丈夫八岁，肾气实，发长齿更；二八，肾气盛，天癸至，精气溢泻……七八，天癸竭，精少，肾藏衰，形体皆极，八八，则齿发去。女子，七岁肾气盛，齿更发长；二七，而天癸至，任脉通，太冲脉盛，月事以时下……七七，任脉虚，太冲脉衰少，天癸竭，地道不通，故形坏而无子也。"清·何梦瑶《医碥·杂症·气》云："气根于肾，亦归于肾，故曰肾纳气，其息深深；肺司呼吸，气之出入，于是乎主之。且气上升，至肺而极，升极则降，由肺而降，故曰肺为气主。"肾与肺、脾、膀胱等脏腑共同调节水液代谢，为一身之根本。张东岳教授认为，阴精从五脏六腑升发出来又收藏进去，具体是从肾升发出去的，肾藏五脏之精气，治病不能一味地治标，有的人气血津液升发不出去，表现为身体骨节筋骨疼痛、肌肉酸困、但欲寐、不欲饮食等，用针灸或艾灸或中药虽然能带动气血津液升发出来，人体会感觉很舒服，所有不舒服看似都好了，但是过后人体会更加亏虚，就像体虚之人吃兴奋剂一样，药力过后更虚。真正的医家应是顺其自然，治病一定要顾及根本。所谓根本，就是五脏六腑的气血津液，没有了根本哪来的升降出入，那样岂不是空转河车了，就像车没了油，早晚要停下来一样。

脾乃后天之本，位居中焦，与胃相表里，主肌肉、四肢，开窍于口，其华在唇，外应于腹。脾主运化，《素问·经脉别论》云："饮入于胃，游溢精气，上输于脾。脾气散精，上归于肺，通调水道，下输膀胱。水精四布，五经并行，合于四时五脏阴阳，揆度以为常也。"《诸病源候论》云："胃为水谷之海，主受盛饮食也，脾气磨而消之，则能食。"《素问·至真要大论》说："诸湿肿满，皆属于脾。"以上皆强调了脾在水液代谢过程中的重要作用。脾一旦失其运化，必然影响食物的消化和水谷的精微的吸收，从而出现腹胀、便溏，以至倦怠、消瘦等精气血生化不足的病变。脾主统血，《灵枢·本神》云："脾藏营。"王肯堂《女科证治准绳》云："脾为生化之源，统诸经之血。"脾统血的作用是通过气的摄血功能来实现的，若脾失健运，气虚不能摄血，则出现皮下出血、便血、尿血、崩漏等。在日常跟师学习中张东岳教授经常提醒我们，脾为后天之本，想要强身健体、延年益寿就要加强对脾的保护和调养。在生理上，脾和肾是先后天关系，是相互资助相互促进的，它们的病变也常常相互影响。因此，在临床上，张东岳教授开方立药都非常注重对脾肾的调理。

心与小肠相表里，主血脉，其荣在面，开窍于舌，在五行属火，为阳中之阳脏，主藏神志，为五脏六腑之大主、生命之主宰。中医学把精神意识思维活动归属于心，故有神明属心的说法，正如李梴《医学入门·脏腑》所说："有血肉之心，形如未开莲花，居肺下肝上是也。有神明之心……主宰万事万物，虚灵不昧是也。"《医学入门·脏腑》说："人心动，则血行于诸经……是心主血也。"由此可见，心、脉和血液所构成的这个相对独立系统的生理功能，都属心所主，都有赖于心脏的正常温煦。心又与小肠相表里，正如张东岳教授所说，心与小肠通过经络的联系，构成表里关系，如心火过旺，可见舌红痛，口腔糜烂，发生溃疡，小便短赤，甚至出现血尿。因此，我们在辨证治疗时一定要注意脏与腑的相互联系，切不可过于片面。

《内经》称肝为"罢极之本"。《素问·六节藏象论》云："肝者，将军之官，谋虑出焉。"《素问·调经论》等明确提出"肝藏血"，一直为后世医家所遵从。《素问·五常政大论》曾云："发生之纪，是谓启陈。土疏泄，苍气达。"涉及"疏泄"一词，本义为岁木太过，木气达土，土得木气之宣畅而疏通。元·朱丹溪在《格致余论》中提出："主闭藏者肾也，司疏泄者肝也。"认为与肾主闭藏是相对而言，肝有疏泄的作用，首次将其作为肝的功能论述。清代叶天士《临证指南医案》则提出"女子以肝为先天"之说。肝在五行属木，为阴中之阳，通于春气；在体合筋，开窍于目，其华在爪，在液为泪；肝藏魂，在志为怒。肝与胆互为表里并且肝胆相连，发病时常互相影响，所以治疗时也应相互照顾。

肺位于胸腔，左右各一，由于肺在诸脏腑中的位置最高，故《灵枢·九针论》称："肺者，五脏六腑之盖也。"《华氏中藏经》称之为"华盖"。肺主气，朝百脉，主皮毛，开窍于鼻，《素问·五脏生成》说："诸气者，皆属于肺。"《素问·六节藏象论》说："肺者，气之本。"肺与大肠相表里，肺气宣发，则大肠功能正常，大便通畅，若大肠不通，也会影响肺气宣肃。临床中张东岳教授治疗便秘等疾病时，不是简单地一味润肠下气除满，而是善用提壶揭盖法，善于运用杏仁等药配合宣肺，使肺气宣发，俾大肠传输正常，从而达到行气通便的目的。

张东岳教授一再教导我们，临床中重视脏腑固本培元，即固先天、后天之本。认为肾为先天之本、五脏之根，主导和调控人体的生长、发育和生殖，并通过五行相生相克来影响各脏腑功能，是生命生化之源；脾胃为后天之本，消化吸收水谷精微，供给身体必需的营养精华，是气血生化之源。因此，生命之源的"肾"和气血之源的"脾胃"共同被认为是生命的根本。"固本元"，就是通过对先天之本"肾"和后天之本"脾胃"进行保养和调理，培固本元。这里"固"尤为重要。所以，在临床中一定要认真辨证，做到细心再细心，在工作之余也一定要多加研习经典，悉心体悟，这样才能把中医药发扬光大，真正成为一个治病救人、服务大众的良医。

第五节　临证重视脾胃

张东岳教授经常教导我们，要重视脏腑固本元，"固本元"，即固先天、后天之本。脾胃为后天之本，消化吸收水谷精微供给身体必需的营养精华，是气血生化之源。脾位居中焦，与胃相表里，主肌肉、四肢，开窍于口，其华在唇，外应于腹。胃居膈下，位于中焦，与脾同为上下升降之枢纽，升其清而降其浊。脾主运化，《素问·经脉别论》云："饮入于胃，游溢精气，上输于脾。脾气散精，上归于肺，通调水道，下输膀胱。水精四布，五经并行，合于四时五脏阴阳，揆度以为常也。"《诸病源候论》云："胃为水谷之海，主受盛饮食也，脾气磨而消之，则能食。"《素问·至真要大论》说："诸湿肿满，皆属于脾。"以上皆是强调了脾在机体运化升清过程中的重要作用，脾一旦失其运化，必然影响食物的消化和水谷精微的吸收，从而出现腹胀、便溏，以至倦怠、消瘦等气血生化不足的症状。脾能统血，《灵枢·本神》云："脾藏营。"王肯堂《女科证治准绳》云："脾为生化之源，统诸经之血。"脾统血的作用是通过气摄血来实现的，若脾失健运，气虚不能摄血，则出现皮下出血、便血、尿血、崩漏等。

张东岳教授遵《内经》之旨，继承李杲、陈实功之说，十分重视脾胃后天之本的重要作用。张东岳教授认为，脾主升清，胃主降浊，若脾胃发生病变，纳运失常，则多以滞塞不通为病，故调理脾胃时强调以通为要，切忌呆滞。尤其是肛肠疾病，多见脾虚失运，小肠不能分别清浊，大肠传导无力，气机郁滞，湿热流注于下，阴火窜攻于上，则发为诸病，具体从以下几个疾病的治疗可见一斑。

一、便秘的治疗

首先，张东岳教授在临床中非常重视脾胃，认为脾胃居中焦，主一身气机调畅，同时为后天之本，主升清降浊，浊气不降则气机不和，大肠不能传导糟粕，发生便秘。故在治疗该病时重视健运脾胃，在治疗虚证便秘时尤喜用生黄芪、生白术、当归等药，认为黄芪乃补气之圣药，大补脾肺之气，鼓动大肠传导，白术健脾益气生津，用于腹胀纳呆效佳，现代研究认为能够调整胃肠蠕动功能，当归补血活血、润肠通便，治疗肠燥便难最宜，三药合用，补气养血，俾五脏调和，则肠润便通。理气药中善用炒麦芽，认为麦芽为谷物精华，功能健脾和胃、疏肝行气，治疗食积不消、脘腹胀痛有良效。

其次，张东岳教授根据自己多年临床经验，将便秘分为以下几个证型：热盛津亏型、气机郁滞型、血虚肠燥型、脾肾亏虚型、肺脾肾亏虚型。

针对热盛津亏型，张东岳教授拟经验方"热秘痊"，药物组成如下：枳实12g，芒硝10g，厚朴12g，大黄10g，当归15g，白芍15g，桃仁10g，麦冬15g，生地黄20g，黄芩12g，桔梗12g，莱菔子20g，甘草6g。张东岳教授强调，此即阳明病"胃家实"是也，宜急下存阴，邪去正安，且中病即止，一般用药3～5剂，一旦患者便秘症状缓解，应及时更方，以免寒凉之药损伤脾胃。

针对气机郁滞型，张东岳教授拟经验方"宣达散"，药物组成如下：苏子10g，陈皮12g，前胡10g，莱菔子20g，制半夏12g，肉桂6g，厚朴9g，当归20g，瓜蒌仁20g，槐米12g，甘草6g，生姜3g。目的在于宣发气机，使一身气机调达，脾胃得安，浊气得下。

针对血虚肠燥型，张东岳教授拟经验方"秘宝康"，药物组成如下：全当归15g，肉苁蓉30g，何首乌30g，杭白芍

20g，槐米 20g，火麻仁 15g，郁李仁 15g，柏子仁 15g，瓜蒌仁 15g，炙杏仁 15g，锁阳 15g，陈皮 12g，莱菔子 20g，焦三仙各 15g，甘草 6g。方义以养血润燥为主，兼以和中。

针对脾肾亏虚型，张东岳教授拟经验方"煦晖培元丹"，方药组成如下：当归 15g，白芍 20g，何首乌 30g，女贞子 15g，锁阳 15g，韭子 10g，熟地黄 20g，桃仁 10g，火麻仁 15g，莱菔子 20g，甘草 6g。方义以温肾润下为治，通过温补肾阳以补后天脾土，使脾运得健。

对泻剂依赖型便秘，临床治疗极复杂，张东岳教授辨证认为不同于脾肾亏虚型，认为肺脾肾三脏亏虚，宜从三脏调理，使三焦升降有序，方以收效，张东岳教授自拟经验方"畅尔舒"，药物组成如下：生白术 30g，生黄芪 30g，何首乌 30g，全当归 15g，肉苁蓉 30g，瓜蒌仁 15g，杏仁 12g，陈皮 12g，锁阳 15g，桔梗 12g，紫菀 10g，枳实 15g，槟榔 15g。方中用黄芪大补脾肺之气，加上杏仁宣肺理气，枳实、桔梗宽胸理气，紫菀润肺滋肾、宣通壅结，生白术健脾生津，陈皮健脾祛湿，何首乌、肉苁蓉温肾润燥，槟榔消积行气、宣利脏腑，诸药合用使脾气得升，胃气下降，临床用药极效。

二、泄泻的治疗

张东岳教授认为脾虚湿盛是泄泻发生的重要病机。《素问·阴阳应象大论》曰："湿盛则濡泄。"脾虚则水谷精微不能化生，夹杂而下，尤其是炎症性肠病多伴有血瘀大肠，腐败化为脓血，久病及肾，脾肾两虚，虚实夹杂。本病临床表現复杂，局部病变常与机体整体证候不相符，张东岳教授凭借自己多年的临床经验，总结本病为初起以脾虚夹湿为主，进一步发展则瘀而生热，致湿热蕴结大肠，日久则损伤阳气，脾肾两虚，导致寒湿内停，疾病经久不愈。提出湿邪、气滞、脾虚并及于肾，为本病的主要病机变化规律。

在治疗上，张东岳教授认为初期辨证用药以祛邪为主，健脾利湿、调气化滞，忌用收涩之品；久病则脾肾阳虚，在补脾温肾的同时，宜加收敛固涩之药。基于本病发病大多有本虚标实之象，提出治疗本病要始终照顾脾胃，虽以祛除湿邪为主，但不宜过用攻伐之品，特别是对病情复杂、病情缠绵的疑难病症。张东岳教授善于因人因时，灵活辨证，谨守病机关键，多法并用，把泄泻分为以下几型：脾虚夹湿型、湿热蕴结型、血瘀肠络型、脾肾两虚型、肝脾不和型、气血两虚型。

针对脾虚夹湿型，张东岳教授拟经验方"肠健平"，方药组成如下：党参20g，焦白术20g，茯苓15g，薏苡仁30g，白扁豆30g，山药30g，砂仁15g，莲子30g，陈皮12g，乌药10g，桔梗12g，甘草6g。其中乌药一味尤值得体会。

针对湿热蕴结型，张东岳教授拟经验方"肠清舒"，方药组成如下：白头翁30g，黄连9g，黄柏12g，秦皮10g，土茯苓30g，车前草30g，当归20g，白芍20g，槟榔10g，焦三仙各15g，炒枳壳12g，广木香10g，陈皮12g，甘草6g。

针对血瘀肠络型，张东岳教授拟经验方"理肠宝"，方药组成如下：当归15g，赤芍12g，桃仁12g，丹参30g，滑石30g，厚朴15g，肉豆蔻15g，木通10g，竹叶9g，杏仁12g。

以上 2 个证型为邪盛但正气尚足，用药多为杀伐之品，易伤正气，故用药亦应中病即止，后期仍需调理脾胃，固肾补虚以善后。

针对脾肾两虚型，张东岳教授拟经验方"肠怡舒"，方药组成如下：当归 12g，党参 15g，焦白术 20g，罂粟壳 6g，肉桂 6g，白芍 12g，补骨脂 30g，五味子 12g，吴茱萸 12g，制附子 10g，广木香 6g，诃子肉 6g，肉豆蔻 15g，炙甘草 6g。

针对肝脾不和型，张东岳教授用经验方"肠舒安"，方药组成如下：焦白术 15g，杭白芍 15g，陈皮 12g，防风 10g，广木香 6g，黄连 10g，柴胡 10g，丹参 20g，生黄芪 30g，吴茱萸 12g，茯苓 15g，炒麦芽 20g，生甘草 6g。

针对气血两虚型，张东岳教授拟经验方"肠炎康"，方药组成如下：当归 12g，党参 15g，焦白术 20g，生黄芪 30g，龙眼肉 12g，炒枣仁 12g，远志 12g，焦三仙各 15g，陈皮 12g，阿胶珠 30g，木香 6g，白及 20g，补骨脂 30g，茯苓 15g，甘草 6g，马齿苋 30g。

上述 4 个证型，用药均有党参、白术、黄芪、山药、甘草等以益气健脾，焦三仙消积健脾，陈皮化痰燥湿健脾，茯苓益气渗湿健脾，可以体会张东岳教授在临证处方时对健运脾胃的重视。

三、大肠息肉的治疗

古医籍对本病描述极有限，亦不客观，深入认识是在结肠镜及现代病理发展之后，多为腺瘤性息肉，属癌前病变，宜早期肠镜下切除，但复发率较高，除饮食、生活作息调整外，中医干预有较好疗效。张东岳教授在深入研究该病后指出，治疗大肠息肉当着眼于"湿"，从湿论治，进一步可细分为湿热、寒湿、痰湿。最常见者为湿热下注证，多因饮食偏嗜，脾失运化，升降失司，水湿停聚，下注大肠，郁久化热，湿热蕴结而成，常伴有大便不成形、口苦、舌质红、苔黄腻、脉弦滑等。用药方面，善用焦白术补脾益胃、燥湿和中；生黄芪补中益气、消肿托毒；陈皮理气调中；乌梅涩肠生津以消虚热。

四、大便失禁的治疗

张东岳教授认为，肛门乃大肠之门户，俱主行糟粕，若脾胃虚冷，中气不能温制，大肠阳气不固，故使大便失禁；或因素体虚弱，中气不足，痢疾日久，伤脾损肠，致中气下陷，升举无力，固摄失司，脱肛不收则大便失禁。若患者见大便滑脱不禁，肛门下坠，面色萎黄，神疲气怯，舌淡，苔薄，脉濡细，以益气健脾、温肾壮阳、升提固脱为治法，张东岳教授多应用经验方"矢可福"加减，药物组成如下：党参20g，炒山药30g，炒白术20g，炙黄芪30g，当归15g，砂仁12g，益智仁30g，淫羊藿10g，狗脊10g，巴戟天10g，锁阳10g，韭子10g，乌药10g，陈皮12g，甘草6g。

五、肛门部创面愈合不良的治疗

创面久不收口，张东岳教授责之于脾胃功能不佳，气血生化乏源，据《内经》"虚者补之""损者益之"，将治法总结为：益气健脾，补养气血，和中开胃，促使疮愈。用自拟经验方"疮愈安"加减，方药组成如下：当归15g，党参20g，黄芪30g，苍术30g，白术30g，金银花30g，土茯苓30g，萆薢15g，白芍15g，皂角刺10g，桔梗12g，炒麦芽20g，陈皮12g，甘草6g。方中党参、黄芪、当归、白芍益气健脾、补养气血、消肿托毒，张东岳教授认为可治诸虚百损，一切气衰血虚之证；白术、苍术健脾益胃、燥湿和中。

外用药自拟"黑风散""海马拔毒散"等外敷创面，以祛风除湿、活血生肌。

第六节　细问详查重视四诊

张东岳教授经常教导我们，患者是我们最好的老师，如果我们能跟患者做到有效的沟通，患者会教给我们许多东西，对每一种疾病的发生、发展和预后都会详细告知，对疾病的认识和把握程度更高。望闻问切，是医生的基本操作技能，我们可以用此发现和认识患者的各种症状、体征，准确、全面地收集临床一手资料。《医宗金鉴·四诊心法要诀》说："望以目察，闻以耳占，问以言审，切以指参，明斯诊道，识病根源。"四诊，对于医者而言起着举足轻重的作用。

一、问诊

细问详查重四诊，之所以突出一个"问"字，是因为张东岳教授认为，它在四诊中的地位尤为重要。

张东岳教授一再告诫，疾病的发生、发展、变化的过程及治疗经过，患者的既往史、个人史、家族史等情况，只有通过问诊才能获得，这些与疾病有关的临床资料，是医生分析病情，进行辨证的可靠依据。重温经典，《内经》中早已记载许多问诊的具体内容，如《素问·三部九候论》说："必审问其所始病，与今之所方病，而后各切循其脉。"《素问·疏五过论》又说："凡欲诊病者，必问饮食居处。"诚如《素问·征四失论》所说："诊病不问其始，忧患饮食之失节，起居之过度，或伤于毒，不先言此，卒持寸口，何病能中……"亦即说在诊察疾病时，应首先询问患者的起病诱因、开始情况等，如果不询问明白，仓促诊脉，想做出正确的诊断是很困难的。明·张景岳以问诊为"诊病之要领，临证之首务"。清代医家赵晴初在《存存斋医话稿续集》中也曾说："脉居四诊之末，望、闻、问贵焉。其中一问字，尤为辨证之要。"问诊，在长期的医疗实践中不断得到补充，使之逐渐完善。问诊的内容主要包括一般情况、主诉、现病史、既往史、个人生活史、家族史等，张东岳教授首推明代张介宾的《景岳全书·十问篇》:"一问寒热二问汗,三问头身四问便,五问饮食六问胸,七聋八渴俱当辩,九因脉色察阴阳,十从气味章神见。见定虽然事不难,也须明哲毋招怨。"

对于诊治肛肠病,除上述问诊内容外,还应当询问患者痛苦所在部位、持续时间、发生发展过程、既往治疗经过等。如炎性混合痔与肛周脓肿的鉴别,二者均疼痛剧烈,坐卧不安,但前者症状会逐渐减轻,而后者则疼痛加重,日甚一日,活动受限。

二、望诊

张东岳教授认为,人是一个有机整体,《灵枢·本脏》说:"视其外应,以知其内脏,则知所病矣。"人体的外部,特别是面部、舌体等,可以反映体内脏腑的生理病理变化。正所谓局部的病变可以影响全身,而体内的气血、脏腑、经络等的病理变化,必然会在其体表相应部位反映出来。

《医门法律·明望色之法》说:"凡诊病不知察色之要,如舟子不识风汛,动罹复溺,鲁莽粗疏,医之过也。"因此,医者应在诊病时充分利用望诊,并在实践中注意培养敏锐的洞察力,通过诊断知识的学习和实践,使个人的望诊技术日趋成熟。望诊具有相当重要的作用,从见到患者的第一面始,注意观察患者的神情、面色、走姿,知其痛处,在肛肠病的诊断中也是如此,主要体现在局部检查,注意观察肛周有无红肿、痔疮、溃疡、外口、瘘管、脱垂、湿疹及其他病变等。望患者的排泄物,如大便形质、有无脓血黏液,小便黄赤或清长等。再如对脓液的望诊，当脏腑有病时，往往伴随着脓液形、色、质、量的异常改变，一般规律是"凡色白、质稀者，多属虚证、寒证；凡色黄、质稠者，多属实证、热证"。

肛肠病术后创面的观察处理是中医肛肠专业的独有特色，不定期地观察创面，通过肉芽颜色红润、苍白，术后恢复时间、愈合面积等，可了解患者病情的发展变化、术后创面的恢复及预后，为患者做出准确的判断和相应处理措施。

三、切诊

切诊包括脉诊和肛周检查两个部分，脉诊理论性极强，操作极为细致。《内经》记载了"三部九候"等脉法；《难经》弘扬"独取寸口"候脉言病。东汉张仲景确立了"平脉辨证"的原则。《景岳全书·脉神章》载："脉者血气之神，邪正之鉴也，有诸内必形诸外。故血气盛者脉必盛，血气衰者脉必衰，无病者脉必正，有病者脉必乖。"通过脉诊，可以了解气血的虚实、阴阳的盛衰、脏腑功能的强弱，从而为临床治疗指出方向。张东岳教授经常告诫我们，脉诊往往"心中了了，指下难明"，首先须通晓脉象的基本知识和基本技能，长期揣摩，仔细体会，方可逐步识别各种脉象，从而有效应用于临床。

张东岳教授在临床上应用最多的是"寸口诊法"。《难经·十八难》说："上部法天，主胸以上至头之有疾也；中部法人，主膈以下至脐之有疾也；下部法地，主脐以下至足之有疾也。"在全身辨证治疗上，必须重视脉诊，了解脏腑气血盛衰变化,通过对有余不足的调理,使气血调和,阴平阳秘,促进肛肠病术后创面的顺利康复。

在局部切诊,即肛门直肠检查方面,张东岳教授尤其重视肛门直肠指检,大多数直肠占位都能通过指检早期发现,肛瘘的走形、内口的诊断也主要依靠指检。曾有一肛瘘内盲瘘患者,因肛门坠胀长期误诊为直肠炎,治疗无效,辗转到我院后常规指检确诊为内盲瘘,通过手术治疗痊愈,数年疾患一朝解决。在出口梗阻型便秘的诊断方面,更凸显指检重要性,通过肛门指检,了解肛门紧张度、括约肌痉挛与肥厚、会阴下降与直肠前突等。

四、闻诊

闻诊为"四诊"方法之一,《难经·六十一难》说:"望而知之谓之神,闻而知之谓之圣,问而知之谓之工,切脉而知之谓之巧。"临床察病,四诊合参,方可进行有效的判断。东汉张仲景在《伤寒论》和《金匮要略》中以患者的语言、咳嗽、喘息、呕吐、呃逆、肠鸣、呻吟等作为闻诊的主要内容。后世医家又将病体气味等列入闻诊范围,正如清代王秉衡所说:"闻字虽从耳,但四诊之闻,不专主于听声也。"

在肛肠科,患者的呕吐、呃逆、嗳气、肠鸣,皆可通过闻诊获得,通过闻诊了解患者的思维清晰程度,以及术前、术后疼痛不适及其程度等,从而为临床治疗提供参考。张东岳教授告诫我们,临床应用四诊,不必拘泥于"望、闻、问、切"或"问、望、闻、切"的固定顺序,而是要四诊互用、四诊合参，从而为疾病的治疗和用药提供有效的临床诊断依据。

第七节　内外兼治思想在肛肠病中的应用

肛肠病属中医外科范畴，张东岳教授在诊疗肛肠病的过程中，主张内外兼顾，标本同治，正如《理瀹骈文·略言》："外治之理，即内治之理，外治之药，亦即内治之药，所异者法耳。医理药性无二，而法则神奇变幻。"同时，要充分发挥外治中药的优势，辨证用药，谨慎手术，强调能"小手术"者不做"大手术"，能"不手术"者不做"小手术"。

张东岳教授遵循陈实功《外科正宗》"痈疽虽属外科，用药即同内伤"理论，根据生平临床经验，创制了多种中医外用方剂，如消瘤散、谷道安、平疣散等，分别用于治疗脏毒、阴痒湿疮、枯筋箭等病，疗效颇佳。张东岳教授经常教导学生，外科疾病需内外兼治，方可取得事半功倍的治疗效果，内科疾病也可以内外兼治。从以下几种疾病的治疗中可以一窥张东岳教授的学术思想。

一、肛管直肠癌的治疗

肛管直肠癌属中医"锁肛痔"范畴，以往属中医外科绝证之一，宜早发现早治疗，早期治疗以手术为主要手段，可辅以中医治疗，中晚期患者应用中医治疗可明显改善症状、延长生命，故中医治疗可贯穿肿瘤治疗始终。

1. 早期

早期治则以祛邪为主，或祛邪兼以扶正，采用先攻后补或攻补兼施的方法，使"邪"去而不伤"正"。

张东岳教授经验方用"乌龙散"，以攻邪为主，方药如下：蛇舌草 75g，薏苡仁 30g，黄药子 15g，金果榄 10g，白屈菜 10g，田三七 3g（吞服），龙葵 30g，乌药 3g，乌梅 6g。水煎服，每日 1 剂。

攻补兼施应用自拟方"消瘤散"，方药如下：当归 15g，白头翁 30g，生黄芪 30g，半枝莲 30g，土茯苓 30g，马齿苋 30g，炒槐花 15g，地榆 15g，陈皮 12g，大麦芽 20g，生甘草 6g。水煎服，每日 1 剂。

药物加减：患者若有习惯性便秘，大便数日不排者，可配服芦槟枳煎剂或麻仁滋脾丸。

芦槟枳煎剂，组成：芦荟 10g，槟榔 10g，枳实 10g。3 味中药配入上方中水煎服。

麻仁滋脾丸，组成：火麻仁 120g，炒枳实 60g，厚朴 60g，杏仁 120g，白芍 90g，大黄 120g。共研细末，炼蜜为丸，每服 6g，每日 3 次。

伴发便血，加侧柏叶 30g，鸡冠花 15g，生地黄 15g，荷叶 10g，百草霜 10g，血余炭 10g。或配合服用槐花散或槐角丸。

外治：肿瘤外敷二味拔毒膏。以雄黄、白矾各等份，蛋清调和后涂癌肿表面，每日 1 次。主要用于肛管癌、皮肤癌。

2. 中期

中期治则为扶正兼以祛邪，使扶正不致助邪，方用消瘤散合归脾汤加减。

方药加减：津血不足致便秘者，加火麻仁（炒）15g，肉苁蓉 30g，何首乌 10g，当归 15g，玄参 15g，蜂蜜 30g（冲），水煎服。

脾虚致泻泄者，宜服参苓煎，组成：党参 15g，白术 10g，茯苓 15g，山药 30g，益智仁 15g，诃子 10g，赤石脂 10g，芡实 10g，莲子 15g，金樱子 10g，六曲 10g，木香 6g。水煎服，每日 1 剂。

癌肿致不完全性肠梗阻者，张东岳教授拟经验方"梗阻汤"，组成：

炒莱菔子 15g，厚朴 15g，木香 10g，乌药 10g，桃仁 10g，赤芍 10g，番泻叶 10g，芒硝 6g。水煎服，每日 1 剂。

外治：用二味拔毒散加皮癌散。未溃者以凡士林调敷，已溃者以药粉干撒，每日 1 次。

皮癌散组成：红砒 21g，指甲 3g，头发 10g，大枣 20g，发面头适量。用发面头包住上述药物，放在桑柴火上烧成炭，研为细末，干撒或调涂。

3. 晚期

晚期治则以扶正为主，方用人参养荣汤加白头翁 30g，大麦芽 15g。

外治：二味拔毒散加艾粉散，视病情干撒或调敷。

艾粉散组成：铅粉 30g，轻粉 10g，珍珠 1.5g，冰片 1.5g，艾绒 120g，生葱白 120g。

制法：①将前 2 味药研成细面，用葱白捣如泥，拧汁水调之，使成膏状，均匀地摊在新碗内，放在室内阴干。②用三块砖成三角放在地面上，将药碗口朝下放在砖上。下边用艾绒点燃烧之，约 2 小时，使碗内药成青灰色即成。③将碗中药末刮下研细，再加入珍珠、冰片，研细面，收贮备用。

用法：干撒患处，或用棉球、纱条蘸药敷之。

二、泄泻的治疗

泄泻是中医病名，涵盖了西医学多种疾病以大便不成形为主要症状者，如肠功能紊乱、炎症性肠病、急性肠炎等。张东岳教授对泄泻的治疗积累了丰富经验，尤其是长期慢性泄泻不易收效者。依个人经验将泄泻病分为 6 个证型，并配合中药保留灌肠，简介如下。

脾虚夹湿型：自拟肠健平方。组成：薏苡仁 30g，党参 20g，焦白术 20g，云苓 15g，白扁豆 30g，陈皮 12g，乌药 10g，砂仁 15g，山药 30g，桔梗 12g，莲子 30g，甘草 6g。水煎服，每日 1 剂。

湿热蕴结型：自拟肠清舒方。组成：当归 15g，黄连 10g，焦三仙各 15g，白头翁 30g，秦皮 10g，黄柏 12g，车前子 30g，陈皮 12g，土茯苓 30g，槟榔 10g，木香 6g，白芍

20g，枳壳 12g，甘草 6g。水煎服，每日 1 剂。

血瘀肠络型：自拟理肠宝方。组成：当归 15g，桃仁 12g，丹参 30g，赤芍 12g，滑石 30g，厚朴 15g，肉豆蔻 15g，木通 10g，淡竹叶 12g，杏仁 12g。水煎服，每日 1 剂。

脾肾两虚型：自拟肠怡舒方。组成：当归 12g，党参 15g，炒白术 15g，罂粟壳 6g，肉桂 6g，白芍 12g，补骨脂 30g，五味子 12g，吴茱萸 12g，制附子 10g，炙甘草 6g，广木香 6g，诃子肉 15g，肉豆蔻 15g。水煎服，每日 1 剂。

肝脾不和型：自拟肠舒安方。组成：白术 20g，白芍 20g，陈皮 12g，防风 12g，柴胡 12g，黄连 6g，木香 6g，丹参 20g，黄芪 30g，吴茱萸 12g，云苓 20g，大麦芽 20g，生甘草 6g。水煎服，每日 1 剂。

气血两虚型：自拟肠炎康方。组成：党参 20g，炒白术 20g，生黄芪 30g，当归 20g，龙眼肉 15g，炒枣仁 20g，远志 12g，马齿苋 30g，焦三仙各 15g，陈皮 12g，阿胶 30g，广木香 3g，白及 20g，补骨脂 30g，云苓 15g，甘草 6g。水煎服，每日 1 剂。

内治的同时，针对直肠炎性水肿或溃疡者，应用中药保留灌肠直达病所，促进黏膜溃疡愈合。灌肠基本方为：三七粉 3g，炒白术 20g，白及 20g，地榆 15g，萆薢 30g，马齿苋 30g。

灌肠方加减：湿热蕴结者，加白头翁、秦皮；血瘀肠络者加赤芍、当归、枳壳；脾肾两虚者加黄芪、补骨脂、肉桂；肝脾不和者加柴胡、香附、川芎；气血俱亏者加党参、黄芪；便血多者加云南白药。

三、直肠脱垂的治疗

直肠脱垂属于肛肠疾病中的疑难病，复发率较高，中医对此病有独到治法。对该病的治疗张东岳教授强调内外治结合，疗效才能满意。

内治：自拟芪仁固脱宝方以益气升提固涩，组成：当归 15g，党参 20g，焦白术 30g，黄芪 30g，五味子 10g，乌梅 10g，升麻 10g，枳壳 10g，补骨脂 30g，益智仁 30g，陈皮 12g，砂仁 10g，甘草 6g。水煎服，每日 1 剂。

手术：张东岳教授在总结以往多种手术方案基础上，提出了运用"三联法"进行治疗的手术方式，广泛推广应用，治愈率非常高，即柱状结扎、三间隙注射、肛门环缩联合应用，避免了开腹手术之苦。张东岳教授形象地将三联手术疗法概括为四句话——"结扎除滑脱，注射使粘连；环缩医失禁，脱肛病愈痊"。

外洗：自拟"谷道安"方外洗以收敛消肿固涩，组成：当归 20g，苏木 20g，红花 15g，乳香 20g，没药 20g，血竭 15g，芒硝 30g，防风 20g，自然铜 20g，黄柏 30g，木鳖子 20g，生甘草 20g。水煎至 2500mL，坐浴，每日 1 剂。

四、混合痔的治疗

混合痔是一种常见疾病，以便血、脱出为主要症状，多以湿热下注型多见。张东岳教授在治疗时往往使用清热祛湿、润肠止血方药，如润肠茶等，方药简、便、廉，组成：胖大海 10g，槐米 20g，肉苁蓉 30g；每日 1 剂，代茶饮。

同时常配合塞药法，用栓剂纳肛以清热止血，使药力直达患处。

对混合痔水肿较重者，可用"葱硝汤"外洗，以清热燥湿、消肿止痛，组成：大葱 100g，芒硝 50g。制法：大葱加水 2000mL，煎后纳芒硝。用法：待水温至 37℃坐浴 15 分钟，每日 1 次。

同时自拟"万灵消毒丹"以清泄内热，组成：板蓝根 30g，大青叶 30g，土茯苓 30g，马齿苋 30g，金银花 30g，鱼腥草 15g，蛇舌草 30g，生白术 30g，生黄芪 30g，大麦芽 20g，生甘草 6g。每日 1 剂，水煎服。

手术：重度混合痔若外痔水肿、内痔嵌顿严重，可应用以上治疗方案，待水肿消失后手术治疗，以免术中过多损伤肛周皮肤，影响肛门功能。术中既要祛除病变痔核，改善症状，又要注意保留皮瓣与黏膜桥，预防肛门直肠狭窄。

张东岳教授主张"外痔剥除内痔结扎留双桥术"，以避免术后肛管狭窄。具体应注意：痔核外痔部分剥除至齿线上，然后内痔部分结扎，痔核之间务必保留皮桥，每条皮桥宽度在 0.5cm 左右，黏膜桥宽度应在 0.2cm 以上，各个内痔蒂部的结扎点不在一个水平面上。因此，术前应根据痔核的发病情况，设计好保留黏膜桥和皮桥的部位、内痔的结扎点。

五、肛周尖锐湿疣的治疗

肛周尖锐湿疣属于性传播疾病，中医称为"枯筋箭"，以往治疗均以手术切除为主，配以抗病毒药物外涂，或以腐蚀药物外用，损伤较大，甚至导致肛管狭窄，复发率也较高，此外无其他有效治疗措施。

张东岳教授认为该病为感染邪毒，潜于皮下，瘀滞不散，因局限于肛周及生殖器，宜以外治为主，自拟"平疣散"水煎外用，均获痊愈，几无复发。

张东岳教授经验方药如下：大黄60g，苍术60g，黄柏60g，硼砂60g，木贼15g，红花15g，青黛9g，冰片9g，大青叶30g，板蓝根30g，鸦胆子30g，香附15g。水煎2500mL，放温后坐浴20分钟，每日1次。切忌入口。

第八节　专病论治及典型医案

一、便秘

便秘是由多种疾病的病理过程引起的一种症状，但并不单纯指大便干燥，而是指排便不顺利的状态或排便时伴有的特殊症状。除了因某些疾病或药物并发的便秘外，一般情况下便秘由肠道功能性改变所致，随着社会发展和人民生活水平的提高，其发病率也呈增高趋势。西医学从生理学、病因学、病理学，以及诊断、治疗等多方面做了大量深入研究，对发病机制以及诊治等比较明确，但目前从临床上看，中医药治疗占较大比例。

各时期的中医学文献对便秘的诊治均有大量的研究记载，基本上遵从《内经》"脾胃、大肠、小肠、三焦、膀胱者，仓廪之本，营之居也，名曰器，能化糟粕，转味而入出者也""故水谷者常并居于胃中，成糟粕而俱下于大肠""大肠者，传导之官，变化出焉"等论述。《伤寒论》中有大量篇幅论述便秘，如三承气汤证、大柴胡汤证、麻子仁丸等条文均有论述。

张东岳教授在治疗便秘方面，形成了一系列完整的治疗方案和宝贵学术经验。

张东岳教授认为，便秘虽表现为大便干结，或不干结但排出困难，腹部胀满，甚至干呕口臭等，似为实证，其实初起以实证为主，长期便秘患者以虚实夹杂证多见。临床上实证较少，虚证较多，究其原因，初起邪实，多用利药，失治误治，致虚实夹杂，而年老、久病等后天因素导致脾肾亏虚，或气虚血亏津少，大肠失于濡润和鼓动无力，而导致便秘。治宜补虚通便，如清·李用粹《证治汇补·秘结》中所说"虽有热燥、风燥、火燥、气血虚燥、阴结阳结之不同，皆血虚所致，大约燥属肾、结属脾，须当分辨"。目前临床大多数便秘患者常自行购买芦荟胶囊、三黄片等药物服用，日久病情逐渐加重，服他药无效，张东岳教授指出此多因过用寒凉苦伐药物，长期攻下，损伤阳气，脾肾亏虚所致。《景岳全书·杂证谟·秘结》即指出:"大便本无结燥,但连日或旬日欲解不解,或解止些须而不能通畅,及其既解,则仍无干硬。凡此数者,皆非火证,总由七情、劳倦、色欲,以致阳气内亏不能化行,亦阴结之属也。"故力诫滥用下法,临床中极少用泻药如芦荟、决明子等,称其医者为"牛医生",即使重症患者也是用酒大黄少量,见效即止。

张东岳教授根据以上所提病因病机特点,提出祛浊、补虚、行气作为治疗便秘的基本治则,将便秘分为如下几型论治。

1. 热盛津亏型

证候:大便干结,腹部胀满,小便短赤,口干口臭,面赤身热,烦躁,舌质红,苔黄燥,脉象滑数。

治法:清热泻火,润燥软坚,消积除满。

方药:热秘痊(自拟方)。

枳实12g,芒硝10g,厚朴12g,大黄10g,当归15g,白芍15g,桃仁10g,麦冬15g,生地黄20g,黄芩12g,桔梗12g,莱菔子20g,甘草6g。

张东岳教授认为,凡阳盛之体,外感风热,耗伤阴津,或热病之后,余热不清,留恋于胃肠,耗伤津液,均可导致大肠燥热而便秘,如《丹溪心法·燥结》所说"邪入里则胃有燥粪,三焦伏热,则津液中干,此大肠夹热然也"。故以大承气汤为基础,配以养阴生津、峻下热结以存津。

2. 气机郁滞型

证候：大便不畅，欲解不得，甚则少腹作胀，嗳气频作，伴有胸胁胀痛、纳食不香等，舌质瘀暗，舌苔白，脉弦。

治法：升清降浊，理气行滞。

方药：宣达散（自拟方）。

苏子 10g，陈皮 12g，前胡 10g，莱菔子 20g，姜半夏 12g，肉桂 6g，厚朴 9g，当归 20g，瓜蒌仁 20g，槐米 12g，甘草 6g，生姜 3g。

张东岳教授尤为推崇清·陈士铎《石室秘录·大便闭结》"大便闭结者，人以为大肠燥甚，谁知是肺气燥乎？肺燥则清肃之气不能下行于大肠"之论。五脏之中，与气机关系最为密切的是肺、脾、肝三脏，肺气宣降、肝气疏泄，气机的升降出入均有赖于脾胃的中枢作用。若忧愁思虑，情志不舒，或久坐、久卧少动等，皆可致三脏功能失调，阻滞大肠气机，使之通降失调，传导不畅而致便秘。

3. 血虚肠燥型

证候：大便干结，状如羊粪，数日不解，或肠内容物过少，多日无便意，伴口干少津，神疲纳呆，舌淡胖，苔少，脉细数。

治法：补血养阴，润肠通便。

方药：秘宝康（自拟方）。

当归 15g，肉苁蓉 30g，何首乌 30g，白芍 20g，槐米 20g，火麻仁 15g，郁李仁 15g，柏子仁 15g，瓜蒌仁 15g，炙杏仁 15g，锁阳 15g，陈皮 12g，莱菔子 20g，焦三仙各 15g，甘草 6g。

4.脾肾亏虚型

证候：大便秘结，数日不行，无便意或虽有便意而努挣乏力，面色无华，腹胀满，便后稍减，旋又同前，纳差，畏寒肢冷，舌质淡胖，苔白润，脉弱。

治法：补脾益肾，理气通便。

方药：畅尔舒（自拟方）。

生白术 30g，生黄芪 30g，锁阳 15g，韭子 10g，肉苁蓉 30g，何首乌 30g，全当归 15g，瓜蒌仁 15g，紫菀 10g，杏仁 12g，陈皮 12g，桔梗 12g，枳实 15g，槟榔 15g。

近年来因便秘、减肥等原因，服用含番泻叶、生大黄等刺激性泻药者日渐增多，导致泻药性便秘的发病率也随之显著上升，在门诊便秘患者中占较大比例，多数都是在他处用药不应，辗转慕名而来。张东岳教授总结多年临床经验，认为该证属脾肾不足，治以健脾温肾、理气润肠，兼以宣肺，疗效显著，为张东岳教授治疗便秘特色方药之一。

5.津液不足型

证候：素体阴虚，或热病之后，津液耗伤，大便干结，排出困难，或数日不排，小便量少，口干少津，烦热，或夜间潮热，肌肤欠润，舌质瘦，苔红，脉细。

治法：和阴生津，润肠通便。

方药：增津宝（自拟方）。

川芎 12g，当归 20g，白芍 20g，生地黄 20g，肉苁蓉 30g，何首乌 30g，女贞子 20g，锁阳 20g，瓜蒌仁 20g，槐米 20g，柏子仁 20g。

张东岳教授诊疗虽然以中医为体，但从不排斥西医学，尤其是非常重视西医学对便秘的鉴别诊断及分型等，如对每位患者都要亲自做直肠指检、建议便秘患者行结肠镜检查、对复杂病例行排粪造影检查等，尊重西医而不拘泥。

典型医案

案 1 王某，女，38 岁。2008 年 11 月 17 日就诊。

自诉便秘 10 余年，大便最长十数日不行，每隔 5 ~ 7 日腹胀难忍，不大便时即服用泻剂，以缓解症状，多地求治效果不佳。近 2 年排便间隔时间渐延长，无便意，服泻药后大便量少，便不尽感明显，排出费力，伴胸腹胀闷，捶打胸部可稍有减缓，稍进食则胃脘胀满，呃声频作，口臭明显，故不欲饮食，亦不愿与人交谈，表情焦虑，言语急躁，舌质淡红，苔薄黄，脉细。曾行钡灌肠造影，未发现异常。诊断为便秘，辨证为脾肾亏虚。处方畅尔舒。

处方：生白术 30g，生黄芪 30g，锁阳 15g，韭子 10g，肉苁蓉 30g，何首乌 30g，全当归 15g，瓜蒌仁 15g，紫菀 10g，杏仁 12g，陈皮 12g，桔梗 12g，枳实 15g，槟榔 15g。14 剂，水煎服，每日 1 剂。

二诊：喜告，服药 5 日后即大便每日 1 次，质软成形，排出顺利，偶有小腹胀满，前述症状均减，进食可，口臭亦不明显，仍守上方，加莱菔子 20g，以助行气之力。

处方：生白术30g，生黄芪30g，锁阳15g，韭子10g，肉苁蓉30g，何首乌30g，全当归15g，瓜蒌仁15g，紫菀10g，杏仁12g，陈皮12g，桔梗12g，莱菔子20g，枳实15g，槟榔15g。14剂，水煎服，每日1剂。

三诊：告大便基本正常，接近于未发病前，无特别不适。虽症状缓解，然病久，贸然停药，极易反复，也不必再服汤剂，予自拟槐米茶（张东岳教授经验方）代茶饮。

处方：槐米20g，胖大海10g，肉苁蓉30g。10剂，每日1剂，代茶饮。嘱服尽后可在当地药房购买，续服，逐渐停药，以巩固疗效。

按语： 便秘是一种常见多发疾病，初起时患者一般很少就医，往往接受媒体宣传或自己到药店买泻药以暂时缓解症状，因见效较快，患者即将此药作为经验用药，但长期使用后效果渐不满意，需加大用药剂量，甚至无效，此时方到医院就医。故所诊治患者多有使用泻剂史，部分慢性患者甚至出现精神症状。张东岳教授认为市场上购买的泻剂多为寒性，虽见效快，但久服损伤人体阳气，致一身失于温煦，气机不运，脾肾二脏失司，也见兼有肺虚者。故以益气温通、理气润肠为治法，方中当归、白术、黄芪温补气血，肉苁蓉、锁阳、韭菜子、何首乌温阳，桔梗、枳实、槟榔理气，严重者加用酒大黄，但中病即止，伴上焦胀满不舒者加紫菀、款冬、杏仁以宣润。

案2 薛某，女，42岁。2019年4月12日就诊。

诉患便秘20余年，大便数日不排，至4~5天腹胀不适，即服用泻剂，以促排便，缓解症状，因长期如此，用药量逐渐加大，伴腹胀硬，不排气，大便干结，排出不畅，无食欲，烦躁。直肠指检排除出口梗阻及占位。诊断泻剂依赖型便秘，处方如下：

伊托必利片，50mg，口服，1日3次。

聚乙二醇4000电解质散，10g，口服，1日2次。

二诊：2019年4月18日。用药至第4日大便始排，近2日大便每日1次，干结，排出不畅，并有便后不尽感。对服用西药效果不满意，要求中药调理。食欲一般，腹胀，便后稍减，旋又同前，烦躁易怒，乏力，面色萎黄无华，舌淡胖，苔黄腻，脉弱。辨证脾虚，夹杂浊热。治以健脾益气、理气生津。畅尔舒方加减。

处方：党参30g，生白术30g，当归15g，炙黄芪30g，何首乌18g，瓜蒌子18g，陈皮12g，桔梗15g，麦冬15g，石斛15g，槟榔15g，酒大黄9g。7剂，每日1剂，水煎，分2次服。

三诊：2019年4月25日。大便每日1次，质软，排出顺利，便后有不尽感，仍腹胀满，舌苔黄腻略减，考虑病机未变，仍为气虚津亏，兼有内热，守上方不变，14剂继服。

四诊：2019年5月16日。大便每日1次，质软，排出顺利，便后有不尽感，腹胀满，但较前柔和，食欲较前好，舌淡红，苔薄黄，脉弱。上方去黄芪，减酒大黄为6g，加枳壳15g宽胸理气。

处方：党参30g，生白术30g，当归15g，何首乌18g，瓜蒌子18g，陈皮12g，桔梗15g，麦冬15g，石斛15g，槟榔15g，酒大黄6g，枳壳15g。14剂，每日1剂，水煎，分2次服。

五诊：2019年5月30日。大便每日2次，质软，不成形，仍有排便不尽感，腹胀减轻，食欲改善，无烦躁，舌淡红，苔薄黄，脉弱。辨证为脾升清运化功能渐复，诸症减轻，患者比较满意，减酒大黄至3g。余处理同前。

处方：党参30g，生白术30g，当归15g，何首乌18g，瓜蒌子18g，陈皮12g，桔梗15g，麦冬15g，石斛15g，槟榔15g，酒大黄3g，枳壳15g。14剂，每日1剂，水煎，分2次服。

六诊：2019年6月13日。大便每日1次，质软，排出顺畅，便后2小时左右出现小腹坠胀及便意，逐渐消失，口干，舌淡红，苔薄黄，脉弱。正气渐复，酌减行气及润剂，上方去大黄及首乌，加天花粉18g。

处方：党参30g，生白术30g，当归15g，天花粉18g，瓜蒌子18g，陈皮12g，桔梗15g，麦冬15g，石斛15g，槟榔15g，枳壳15g。14剂，每日1剂，水煎，分2次服。

七诊：2019年6月27日。大便每日1次，略干，轻微腹胀，其他无特别不适，上方加莱菔子24g，玄参24g。

处方：党参30g，生白术30g，当归15g，天花粉18g，瓜蒌子18g，陈皮12g，桔梗15g，麦冬15g，石斛15g，槟榔15g，枳壳15g，炒莱菔子24g，玄参24g。14剂，每日1剂，水煎，分2次服。

八诊：2019年7月11日。大便每日1次，质软，轻微腹胀，口干缓解，舌淡红，苔薄黄，脉弱。上方去天花粉，加厚朴15g以行气除胀。

处方：党参30g，生白术30g，当归15g，瓜蒌子18g，陈皮12g，桔梗15g，麦冬15g，石斛15g，槟榔15g，枳壳15g，炒莱菔子24g，厚朴15g，玄参24g。14剂，每日1剂，水煎，分 2 次服。

九诊：2019 年 7 月 25 日。大便 2 日 1 次，质软，微腹胀，舌淡，苔薄白，脉弱。行气之力不足，上方去桔梗、石斛、枳壳，加酒大黄 3g，枳实 15g。

处方：党参 30g，生白术 30g，当归 15g，瓜蒌子 18g，陈皮 12g，麦冬 15g，槟榔 15g，枳实 15g，炒莱菔子 24g，厚朴 15g，玄参 24g，酒大黄 3g。14 剂，每日 1 剂，水煎，分 2 次服。

十诊：2019 年 8 月 8 日。大便 2 ~ 3 日 1 次，质软，量少，小腹坠胀，舌淡，苔薄白，脉弱。辨证阳气不足，去当归，加桂枝 9g 以通阳化气，郁李仁 12g 润肠通便。

处方：党参 30g，生白术 30g，瓜蒌子 18g，陈皮 12g，麦冬 15g，槟榔 15g，枳实 15g，炒莱菔子 24g，厚朴 15g，玄参 24g，酒大黄 3g，桂枝 9g，郁李仁 12g。14 剂，每日 1 剂，水煎，分 2 次服。

十一诊：2019 年 8 月 22 日。大便每日 2 次，略溏，量少，口干，未诉其他不适，舌淡，苔薄白，脉弱。守上方。

处方：党参 30g，生白术 30g，瓜蒌子 18g，陈皮 12g，麦冬 15g，槟榔 15g，枳实 15g，炒莱菔子 24g，厚朴 15g，玄参 24g，酒大黄 3g，桂枝 9g，郁李仁 12g。7 剂，每日 1 剂，水煎，分 2 次服。

十二诊：2019 年 8 月 29 日。大便每日 1 次，质软，排出顺利，观面色较初诊时红润有泽，舌淡，苔薄白，脉沉。气虚之象无，以理气生津为主，处方调整如下：枳实 15g，厚朴 15g，陈皮 12g，槟榔 15g，桔梗 15g，麦冬 15g，玄参 24g，天花粉 30g，郁李仁 15g。14 剂，每日 1 剂，水煎，分 2 次服。

十三诊：2019 年 9 月 12 日。大便每日 1 次，质软，近期外感咳嗽，时咳黄痰，咽干，舌淡红，苔薄黄，脉细。上方加生地黄 24g，甘草 15g，桑叶 18g，以清热止咳。

处方：枳实 15g，厚朴 15g，陈皮 12g，槟榔 15g，桔梗 15g，麦冬 15g，玄参 24g，天花粉 30g，郁李仁 15g，生地黄 24g，甘草 15g，桑叶 18g。14 剂，每日 1 剂，水煎，分 2 次服。

十四诊：2019 年 9 月 26 日。大便每日 1 次，质软，无腹胀等不适，外感痊愈，微咽干，舌淡红，苔薄黄，脉细。经半年治疗病情缓解且稳定，诸药用量酌减，略加黄芩 6g 以清热。

处方：枳实 15g，厚朴 12g，槟榔 12g，桔梗 15g，麦冬 15g，玄参 24g，黄芩 6g，生地黄 24g，天花粉 24g，甘草 12g。14 剂，每日 1 剂，水煎，分 2 次服。

十五诊：2019 年 10 月 10 日。大便每日 1 次，质软，略便不尽感，舌淡红，苔薄黄，脉细。病已基本收功，上方药量再减。

处方：枳实 15g，厚朴 15g，陈皮 12g，桔梗 15g，党参 30g，甘草 15g。7 剂，每日 1 剂，水煎，分 2 次服。

十六诊：2019 年 10 月 17 日。大便每日 1 次，质软，无不适，情绪、饮食均好，建议停服汤药，中药代茶饮月余，后渐停服。

处方：肉苁蓉 30g。每日 1 剂，代茶饮。

按语：病案 2 是跟张东岳教授学习多年后，笔者临床中所见一典型患者，因便秘多年，长期服用泻剂，形成依赖，因各处求医无效，始来我院治疗。辨证脾阳亏虚，气滞不运，以张东岳教授经验方畅尔舒加减，个人体会初期腹胀症状较重，配以小承气汤，收效后即逐渐减去酒大黄，然终以恢复脾气健运为目的，故每方必用党参、白术等以补虚，尤其白术宜量大，长疗程，收效更好更稳定。伴胸闷胀满者，加入桔梗、紫菀宣肺气以通肠腑。见肾阳不足者，喜用韭菜子、肉苁蓉、锁阳、益智仁等温补肾精。以上诸法随证加减。本病案在治疗中始终不离病机，亦幸患者信任，依从性好，治疗期间从未停药，定期复诊，得以痊愈。

二、肛瘘

肛管直肠因肛门周围间隙感染、损伤、异物等病理因素形成的与肛门周围皮肤相通的一种异常窦道，称为肛瘘，临床表现特点：肛门硬结、局部反复破溃流脓、疼痛潮湿、瘙痒等。

肛瘘是一种常见的肛门直肠疾病，且复发率较高，可发生于不同性别、年龄，以 20～40 岁青壮年为主，婴幼儿发病者亦不少见。男多于女，中医学称为"肛漏"。

（一）病因病机

张东岳教授将肛瘘病因归纳为以下三个方面：

食不节，过肥辛，忧思伤，交媾频。

痔病久，缠绵延，肌肉坏，成愁焉。

风湿燥，热入里，气血滞，毒淤积。

西医学认为肛瘘是肛门直肠周围脓肿的后遗疾患。肛周脓肿成脓后，经肛周皮肤或肛管直肠黏膜破溃；或切开排脓，脓液充分引流后，脓腔随之逐渐缩小，脓腔壁结缔组织增生，使脓腔缩窄，形成或弯或直的管道。

西医学将肛瘘的病因大致归纳为以下几类：肛腺感染：肛腺感染是目前公认的形成肛瘘的最主要原因之一，95% 以上的肛瘘皆由此引起，肛窦炎导致肛腺管开口充血水肿，肛腺内分泌物排出不畅，从而引起感染扩散。肛门损伤、异物：手术、外伤、肛门镜检查等损伤肛管直肠，细菌侵入伤口引起感染。此类肛瘘与肛窦无关。中央间隙感染：有学者认为细菌侵入肛周组织后在中央间隙内最先形成中央脓肿，继而向四周蔓延形成肛瘘。其他因素：糖尿病、白血病、再生障碍性贫血等全身疾病，以及克罗恩病、直肠癌等局部疾病。

西医学认为，肛周脓肿破溃不愈是肛瘘形成的病因，肛瘘内口多在肛窦部位，肛瘘久不愈合多与下列因素有关：肛瘘内口多在肛窦，细菌及肠内容物经肛窦进入脓腔，瘘管难以愈合。瘘管反复感染，且多在括约肌之间通过，由于括约肌收缩压迫瘘管，影响脓液排出，因而难以愈合。直肠内的压力使大便和气体经内口进入脓腔，或瘘管由外口排出，瘘管不易愈合。脓腔深，瘘管弯曲，有分歧，脓液排出不畅，易贮积，反复感染，瘘管不易愈合。瘘管壁形成结缔组织增生的光滑坚硬管壁，不能愈合。

（二）分类

对于肛瘘的分类，目前临床上多采用以下两种分类方法：

1. 按病变程度

（1）低位单纯性肛瘘　瘘管位于肛管直肠环之下，仅有 1 条管道。

（2）低位复杂性肛瘘　有两条或以上管道，位于肛管直肠环以下，具有 2 个以上内口或外口。

（3）高位单纯性肛瘘　瘘管位于肛管直肠环之上，仅有一条管道。

（4）高位复杂性肛瘘　瘘管位于肛管直肠环之上，内口和外口有两个或以上，瘘管弯曲 90° 以上有分支或脓腔。

（5）马蹄形肛瘘　瘘管通向左右两侧坐骨直肠间隙或骨盆直肠间隙，与已形成的外口或脓腔相通，内口多在肛管后正中的肛窦，借瘘管与外口相通。

2. Parks 分类法

根据瘘管与括约肌的解剖关系分类：

（1）括约肌间肛瘘　多为低位肛瘘，约 70% 瘘管只穿过肛门内括约肌，位置较低。内口多位于齿线部位，外口常只有 1 个，距肛门 3 ~ 5cm。

（2）经括约肌肛瘘　可以为低位或高位肛瘘，约占 25%，瘘管穿过肛门内、外括约肌，位置稍高。内口多在齿线处，外口常不止 1 个。

（3）括约肌上肛瘘　为高位肛瘘，少见，约占 5%，瘘管向上穿过肛提肌，达肛管直肠环以上水平，然后下经过坐骨直肠窝穿透皮肤。内口多在齿状线处，外口距肛门较远。

（4）括约肌外肛瘘　最少见，约占1%。瘘管穿过肛提肌直接与直肠相通，这种多非腺源性感染，而是由于克罗恩病、肠癌或外伤所致，因此在治疗时需要注意其原发病灶。

（三）临床表现及辨证分型

肛门外有溃口，分泌脓液，经常肿胀疼痛，偶有瘘管排气，溢粪水，在感染症状时，可伴有全身症状。

辨证分型：

1.湿热下注型

肛周有溃口，经常溢脓，脓质稠厚，色白或黄，局部红、肿、热、痛明显，按之有条索状物通向肛内。可伴有纳呆、大便不爽、小便短赤、形体困重。舌红，苔黄腻，脉滑数。

2.正虚邪恋型

肛周溃口流脓，脓质稀薄，肛门隐隐作痛，外口皮色暗淡，时溃时愈，按之较硬，多有条索状物通向肛内。可伴有神疲乏力、面色无华、气短懒言。舌淡，苔薄，脉濡。

3.阴液亏虚型

肛周瘘口凹陷，周围皮肤颜色晦暗，脓水清稀，按之有条索状物通向肛内。可伴有潮热盗汗、心烦不寐、口渴、食欲不振。舌红少津，少苔或者无苔，脉细数无力。

（四）治疗

1.药物治疗

一般可以减轻症状，控制发展，或用于暂时不能接受手术的病例，但往往不能彻底治愈。

2.手术治疗

手术是治疗肛瘘的主要手段，手术的目的是清除感染的肛腺，将瘘管内感染的异物彻底清除，治疗的关键在于正确处理内口。

张东岳教授在多年临床中，摸索出一整套治疗肛瘘的手术及外治方法，尤其是对于复杂性肛瘘，多次手术不愈者，采用开窗留桥法、拖线法、高位肛瘘挂线法等多种术式相结合，术后辨证观察创面颜色，应用不同中药方剂坐浴等，均等到满意治疗。

以往复杂性肛瘘手术创面较大、恢复慢，甚至导致肛门畸形等，张东岳教授采用开窗留桥方法，在瘘管管腔较大或走形较长者，采取瘘管中间开窗的方法，既能充分引流，又能保留较多肛周皮肤，保持了肛门及臀部的原有外观，并且缩短了愈合时间；开窗处与外口及内口之间以丝线贯穿，促进引流，并能够根据肉芽的生长情况，辨证应用生肌散、溃疡散、拔毒散等多种中药外敷，促进愈合；高位肛瘘者，采用低位切开高位挂线的手术方法，既起到切割瘘管的作用，又能最大限度地保护肛门括约功能；再配合每日便后中药坐浴熏洗，前期以清热解毒、消肿止痛为治法，后期则主以活血化瘀生肌。在张东岳教授引领下，我院的肛肠专业得以快速发展。

典型医案

案1　王某，男，45岁。2010年5月就诊。

患者5年前饮酒后出现肛周肿块，红肿疼痛，后自行破溃，脓液排出后疼痛缓解，近5年来反复发作，均给予输液、膏药外涂等治疗。1周前肛周再起肿物，疼痛剧烈，保守治疗效果不佳，遂来院就诊。查体：肛周11点位距肛门5cm可见一溃口，9点位距肛门4cm处可见一溃口溢脓。肛门指诊：9～11点位肛周红肿，触痛明显，按压有黄稠脓液自溃口处溢出，6点、9点位肛隐窝凹陷、压痛。

中医诊断：肛漏，湿热下注证。

西医诊断：复杂性肛瘘。

完善相关检查后，排除手术禁忌证，行复杂肛瘘切开挂线术。自11点位溃口处探查，探针沿瘘管向后方延伸，自6点位肛隐窝处探出，自9点位探查，通向6点位隐窝处。自11点、9点溃口处开窗切除溃口周围皮肤及皮下组织，6点位行一放射状切口，引出探针，自9点位肛窦凹陷反向探查向9点位开窗处穿出，切开皮肤及皮下组织，清除管壁组织，修剪创缘，使引流通畅，开窗穿橡皮筋对口引流，术后给予中药坐浴、口服等治疗。

按语：张东岳教授认为正确处理内口和原发病灶是手术成败的关键。复杂性肛瘘尤其是高位复杂性肛瘘的治疗仍然是外科领域棘手问题之一，治疗的难点在于如何解决肛瘘的根治与保护肛门功能之间的矛盾。张东岳教授认为，在肛管直肠环上方的主管或通过环上 2/3 的主管采用挂线法，主管位于肛管直肠环以下或者通过环下的主管采用切开法。针对大汗腺炎性肛瘘，如蜂窝状、瘘孔几个或者几十个，大面积受侵犯者，提出了"保健除腐法"的治疗方法，即清除坏死腐败组织，保留健康"皮桥""皮岛"，减少损失，促进愈合，大大缩短了愈合时间。

针对高位肛瘘或者穿臀瘘等，采用"开窗留桥法"，以断绝污染源，保健除腐，清道除瘀，减少损伤，促进愈合。无论是初发肛瘘，还是久治不愈者；无论是单纯性肛瘘还是复杂性肛瘘，无不获得满意疗效。

案2 张某，女，25 岁。2016 年 12 月 1 日初诊。

患者 2016 年 9 月因肛瘘、混合痔行手术治疗，现已近 3 个月时间，创面仍未完全愈合。患者平素喜食辛辣食物，口舌易生疮，舌红，苔黄腻，脉数。

中医诊断：肛瘘术后不愈，湿热内盛证。

治法：清利湿热，活血生肌。

处方：谷道安（东岳方）加减。

当归 20g，苏木 20g，红花 15g，乳香 20g，没药 20g，血竭 5g，芒硝 30g，防风 20g，自然铜 20g，黄柏 30g，木鳖子 20g，生甘草 20g。

7 剂，用时将 1 剂中药放于大砂锅内，加水 3000mL，煎取 2500mL，过滤去渣，待水温降至 40℃左右，坐浴，1 日 2 次，每次 20～30 分钟。

方中当归、苏木、红花、乳香、没药、血竭活血祛瘀、消肿止痛、止血生肌；芒硝泄热、润燥、软坚、去肠内宿垢、破坚积、散恶血、推陈致新；防风祛风胜湿止痛，治破伤风及三十六般风；自然铜味辛、苦，性平，功专散瘀止痛，专治跌打损伤、瘀血疼痛、积聚瘿瘤、疮疡烫伤；黄柏清热燥湿、泻火解毒，治肠痔、便血、疮疡肿毒、阴伤蚀疮；木鳖子消肿散结、去毒，治结肿恶疮、肛门疼痛；生甘草解毒、调和诸药。全方具有活血化瘀、软坚散结、抗炎消肿、清热燥湿、排脓祛毒、定痛生肌、推陈致新之功。

二诊：2016 年 12 月 16 日。患者诉用上药后，未有不适。查见：创口收敛，较前缩小，肉芽组织生长良好。继续给予上方 7 剂。告知创面愈合后即可停药。

按语：肛门直肠血供丰富，且抗感染能力较强，一般创口愈合良好，但临床上仍会有一些因素导致创口延迟愈合。该患者平素喜食辛辣食物，口舌易生疮，舌质红，苔黄腻，脉数；手术遗留创面色鲜红，辨证属于湿热内盛证。谷道安方为外用熏洗方，药物直接作用于创面，可较快地促进创面恢复。

张东岳教授常说肛门直肠疾病虽然局部外症尤为突出，但诊病始终遵循四诊查病、八纲辨证，要坚持中医辨证论治为本。诊病要根据患者的体质、症状、邪正盛衰及内因、外因等情况，结合表里、阴阳、虚实、寒热辨证，联系局部症状进行分析归纳，从根本上把握疾病的本质。在临床工作中总结出许多行之有效的经验方，临床应用有较满意的疗效。

总之，对于肛肠疾病的综合治疗，是手术和内服药的有机结合，且在术后创面愈合方面，中药的早期应用对术后肛门功能的恢复及防止瘢痕的形成都有着不可替代的作用。

三、结肠直肠炎

长期慢性泄泻不仅是一个症状，也是中医的一个病名，非常笼统，包括西医学的炎症性肠病及肠功能紊乱等。炎症性肠病是一组原因不明的慢性肠道炎症性疾病，包含了两个独立的疾病：溃疡性结肠炎和克罗恩病（Crohn 病）。溃疡性结肠炎临床表现主要有腹泻、腹痛、黏液血便等，病情反复发作，呈慢性经过，其特点为病位表浅、弥漫以及多发于直肠，逐渐向近心端蔓延。克罗恩病临床表现主要为腹痛、腹泻，常并发肠瘘和肠梗阻，病变慢性隐匿，其好发部位为末端回肠，亦常累及结肠、肛周，炎症特点为呈节段性、非对称性以及透壁性，易发生瘘管及脓肿。目前对上述疾病的临床及基础研究报道较多，但治疗效果仍不满意。

张东岳教授认为，饥饱失常，劳逸失度为本病主要病因，脾虚湿盛是本病发生的主要病机，湿邪困脾，导致运化失常，如《素问·阴阳应象大论》所说"湿盛则濡泄"，水谷精微不能化生，气血瘀滞，腐败化为脓血。本病初起以脾虚夹湿为主，湿邪瘀滞化生湿热，进一步发展出现湿热蕴结大肠，日久正气渐虚，阳气受损，导致寒湿内停，并及于肾，脾肾两虚，形成虚实夹杂之证，延绵不愈。脾虚、湿邪、气滞、阳虚、肾亏渐见于本病不同阶段，根据以上病因病机，概括总结张东岳教授治疗泄泻之法有如下 6 种。

1. 益气健脾，和胃渗湿

饮食不节，久病体弱，脾胃虚弱，湿邪易困脾土，运化不利，失于升清降浊，水湿混杂而下。症见大便溏泄，有少量黏液或脓血，反复发作，饮食减少，脘腹胀闷，面色萎黄，懒言乏力，舌淡，苔白，脉细弱。"治湿不健脾，非其治也"，治疗以健脾化湿为原则。自拟方肠健平。

组成：党参 20g，焦白术 20g，茯苓 15g，薏苡仁 30g，白扁豆 30g，陈皮 12g，乌药 10g，砂仁 15g，山药 30g，桔梗 12g，莲子 30g，马齿苋 30g，五味子 15g，甘草 6g。水煎服，每日 1 剂。

上方在参苓白术散基础上加用乌药、马齿苋、五味子三味，以加强健脾化湿止泄之功。张东岳教授认为，乌药顺气开郁、散寒止痛；马齿苋性味酸寒，清热解毒、散血消肿，擅治热痢脓血；五味子养五脏、暖水脏、补元气、生津液、润肺、补肾止泻痢。

2. 清热利湿，调气化滞

脾虚失运，水湿内停，湿邪易困于中焦，初期易从热化，下迫大肠，见泄泻黏液脓血便，气味臭秽，里急后重，肛门灼热，烦热口渴，舌红，苔黄腻，脉滑数。宗刘河间《医学六书》"行血则便脓自愈，调气则后重自除"之说，宜清热解毒、调和气血。自拟方肠清舒。

组成：当归 15g，黄连 10g，焦三仙各 15g，白头翁 30g，秦皮 10g，黄柏 12g，车前子 30g，陈皮 12g，土茯苓 30g，槟榔 10g，木香 6g，白芍 20g，枳壳 12g，甘草 6g。水煎服，每日 1 剂。

方中白头翁、黄连、黄柏、秦皮清热解毒、凉血止痢；土茯苓、车前子清热解毒利湿；当归、白芍补血养血、活血止痛；槟榔宣利脏腑、固脾壮气、定痛和中、行气利水；焦三仙健脾和中、消食健胃、散瘀止痛。炒枳壳健脾胃、和五脏、消胀满、除肠风、疗下痢后重；广木香行气止痛、理中和胃；陈皮理气健脾、消满除胀、燥湿化痰；甘草和中缓急、调和诸药。以上诸药相伍，具有清热、解毒、利湿，调气行血化滞之功。

3. 活血化瘀，理肠通络

湿热蕴结大肠，损伤脉络；或久病入络，大肠气机不畅，气血瘀滞，热盛肉腐，化为脓血，致疾病缠绵，久不能愈。症见腹痛腹胀，泄下脓血，嗳气食少，舌质紫暗，边有瘀点，脉弦涩。宜活血化瘀、行滞除胀、消肿止泻。自拟方理肠宝。

组成：当归 15g，桃仁 12g，丹参 30g，赤芍 12g，滑石 30g，厚朴 15g，肉豆蔻 15g，木通 10g，淡竹叶 12g，杏仁 12g。水煎服，每日 1 剂。

方中当归、桃仁、赤芍、丹参活血化瘀；杏仁理肺气、行滞气、消咳喘、润肠胃；肉豆蔻理中焦、益脾胃、消宿食、除胀满、疗痛、止泄泻；滑石清热渗湿、清三焦、凉六腑、利诸窍、通壅滞、补脾胃、实大肠、化积滞、逐瘀血、降心火、解烦渴、下垢腻、消水肿、分水道、止泻痢；厚朴温中益气，治腹痛胀满，疗泄泻下痢；竹叶清热、健脾、安神；

木通泻火利水、通利血脉、散痈肿诸结。以上诸药相伍，具有活血化瘀、行滞除胀、消肿止泻之功。

4. 温补脾肾, 涩肠止泻

患病日久，损及肾阳，脾失温煦，运化失司，完谷不化，与脓血杂下。症见五更泄泻，夹带脓血，脐腹作痛，泻后则安，形寒肢冷，舌淡，苔白，脉沉弱。《医方集解》："久泻皆由命门火衰，不能专责脾胃。"故宜温肾固涩。自拟方肠怡舒。

组成：当归 12g，党参 15g，炒白术 15g，罂粟壳 6g，肉桂 6g，炒白芍 12g，补骨脂 30g，五味子 12g，吴茱萸 6g，制附子 10g，炙甘草 6g，煨木香 6g，诃子肉 15g，肉豆蔻 15g。水煎服，每日 1 剂。

方中用"真人养脏汤"补虚温中、涩肠固脱。补骨脂补肾壮阳、通命门、暖丹田、敛精神，治肾虚冷泻；五味子养五脏、暖水脏、益肺金、补元气、消水肿、治泻痢；吴茱萸温中散寒燥湿、疏肝止呕止痛，主治泛酸嗳气，腹冷痛，腹泻久痢；制附子回阳补火、温热脾胃、散寒除湿，治脏腑沉寒，心腹冷痛，暴痢脱阳，久泻脾泻；生姜和脾降肺、行水消肿；大枣滋肾暖胃、和中补脾。以上诸药相伍，具有温补脾肾、涩肠止泻之功。

5. 柔肝健脾, 止泻止痛

忧思抑郁，肝气不舒，横逆犯脾，升降失职，清浊不分，混杂而下，故每发病前多有情绪、饮食等诱因。症见腹痛即泻，腹中雷鸣，攻窜作痛，泻后痛减，平素胸胁胀闷、嗳气不爽，舌淡红，苔薄白，脉弦。治宜疏肝理脾、调气活血、止泻止痛。自拟方肠舒安。

组成：炒白术 20g，炒白芍 20g，陈皮 12g，防风 12g，柴胡 12g，黄连 6g，煨木香 6g，丹参 20g，黄芪 30g，吴茱萸 6g，茯苓 20g，炒麦芽 20g，炙甘草 6g。水煎服，每日 1 剂。

方中白术、白芍、陈皮、防风补脾柔肝、祛湿止泻；木香、黄连清热治痢、行气止痛；柴胡宣畅血气、下气消食，治虚劳烦热，往来寒热，夜间潮热；茯苓渗湿利水、益脾和胃、宁心安神、除虚热、开腠理、生津液、泻膀胱、益脾胃、消水肿、止泄泻；吴茱萸散寒温中、理气止痛、燥湿解郁、温暖膀胱，俾水道清，大肠自固，能治多年脾泻；一味丹参，功同四物，能活血祛瘀、补新生血、安神守心、排脓止痛、生肌长肉，疗恶疮肿毒，瘀血腹痛；黄芪益元气、温三焦、壮脾胃、补五脏、消水肿、托疮毒、生肌肉、敛溃疡、温分肉、实腠理、泻相火、解肌热，治肠风便血，疗脾虚泄泻；大麦芽和中消食、开胃除烦、疏肝气、宽肠胃、止泄泻；甘草解毒、补脾益气、调和诸药。以上诸药相伍，疏肝理脾、调气活血、止泻止痛。

6. 益气健脾，养血化滞

便血日久，气随血脱，失于固摄，兼脾胃虚弱，不能腐熟运化水谷精微，气血日渐衰少。症见便血反复不愈，血色暗红或淡红，面色苍白，体倦乏力，夜寐多梦，舌淡脉弱。治宜健脾益气、养血和血，佐以化滞。自拟方肠炎康。

组成：党参 20g，炒白术 20g，生黄芪 30g，当归 20g，龙眼肉 15g，炒枣仁 20g，远志 12g，马齿苋 30g，焦三仙各 15g，陈皮 12g，阿胶 30g，煨木香 3g，白及 20g，补骨脂 30g，茯苓 15g，甘草 6g。水煎服，每日 1 剂。

本病初起多为实证、热证，治疗以祛邪为主，如清热利湿、调气化滞，忌用收涩之品。本人体会，张东岳教授在处方时常加用白头翁、马齿苋、白及、地榆之类，以清肠中湿热、敛疮生肌。日久虚实夹杂，宜攻补兼施，《内经》："邪之所凑，其气必虚。"治疗本病要始终照顾脾胃，祛除湿邪，不宜过用攻伐之品。

典型医案

案 1 焦某，男，63 岁。2013 年 8 月 25 日初诊。

患者 1 年前无明显诱因出现黏液脓血便，大便日 5 次，多时达 10 次。血色暗红，伴左下腹疼痛，便后可缓解。平时无发热症状。纳差，乏力，眠差，面色无华。专科检查：肛门外观无异常，肛门镜检查，见直肠壁质脆，广泛溃疡糜烂，布满粟粒样物，渗血较多。患者拒行结肠镜检查。现症见：黏液脓血便伴左下腹疼痛。纳差，乏力，畏寒，失眠，面色无华。舌质淡，苔薄白，脉细数。

辨证思路：久病脾胃虚弱，血液失于统摄，溢于脉外，渗于肠间致便血。患者近期便次尚不是很多，无发热，辨证以正虚为主，邪气不甚。《证治汇补·便血》："大要初起当清解肠胃之湿热，久则调和中焦之气血。服凉血不愈者，必佐以辛味，服辛味药不愈者，必治以温中。"

治疗本病，首先应辨别虚实，一般说来，年轻人或初发病者，病属"邪气盛"则实，治当清热解毒化湿，以攻邪为主；年老体虚，久治不愈，病属"正气虚"则虚，临床以脾肾阳虚为多，故治当补脾温肾。

中医诊断：泄泻，脾虚型。

西医诊断：溃疡性直肠炎。

治则：健脾益气，养血化滞。

处方：肠炎康。党参 30g，焦白术 30g，炙黄芪 30g，当归 12g，茯苓 15g，远志 15g，炒枣仁 15g，龙眼肉 15g，炒山药 30g，益智仁 30g，白及 20g，地榆 15g，三七粉（另包）3g，马齿苋 30g，炒麦芽 30g，炙甘草 6g。10 剂，水煎服，每日 1 剂，分 2 次服。

本方中党参、炙黄芪、焦白术、茯苓、甘草、山药甘温，补脾益气；茯苓、远志、枣仁、龙眼肉、当归甘温酸苦，养血补心安神；益智仁健脾温肾止泻；白及、地榆、三七、马齿苋止血。

张东岳教授喜用炒麦芽开胃消食，和中下气，补脾胃之虚，宽肠胃，消宿食，止酸治泻，补而能利，利而又能补。如腹之胀满，膈之郁结，食之不纳，中气不利，以此发生之物而开关格之气，则效非常比也。上方健脾养血并重，益气补血兼顾，以治心脾两虚之证。滋心阴，养脾阳，肠运得健，而泻自止矣。

二诊：2013 年 9 月 5 日。服上药，大便每日 3 次左右，脓血减少，腹痛减轻，眠可，胃纳较前增加，舌脉变化不大。上方去枣仁、龙眼，继服。

处方：党参 30g，焦白术 30g，炙黄芪 30g，当归 12g，茯苓 15g，远志 15g，炒山药 30g，益智仁 30g，白及 20g，地榆 15g，三七粉（另包）3g，马齿苋 30g，炒麦芽 30g，甘草 6g。10 剂，水煎服，每日 1 剂，分 2 次服。

三诊：2013 年 9 月 18 日。服上药后，大便日 3 次左右，不成形，无脓血，偶有下腹隐痛，纳寐尚可，舌质淡红，边有齿痕，苔薄腻，脉细。效不更方，继服 10 剂，巩固疗效。

服后患者基本康复，未再就诊。

按语： 结肠直肠炎是一种病因不明的直肠及结肠慢性炎性疾病，发病年龄一般在 20～50 岁，男女无明显差别。临床以腹痛、腹泻、黏液血便等为主要表现，并可发生严重的局部或全身并发症，重症患者癌变率较高。

中医学认为，本病属"久泻""休息痢"范畴。其病位主要在脾、胃，涉及肝、肾，病程一般较长，病性多为本虚标实、虚实夹杂、寒热并存，初始发作期多实，久病缓解期多虚。

《景岳全书·泄泻》中说："泄泻之本无不由于脾胃，盖胃为水谷之海，而脾主运化，使脾健胃和，则水谷腐熟而化气化血，以行营卫。若饮食失节，起居不时，以致脾胃受伤，则水反为湿，谷反为滞，精华之气不能输化，乃至合污下降，而泄痢作矣。"

泄泻发生的根本虽在于脾气虚弱，但是"气为血之帅"，气虚势必会影响血的正常运行，因此，在泄泻病起之初就可能有血瘀因素的存在。随着患者病情的进一步发展，气虚愈加重，则血瘀愈显著。因此，在开始实施治疗的时候，尽管血瘀的征象不甚显著，却仍要考虑到有促使其发生发展的因素存在，应在益气健脾的同时，适当运用活血化瘀之品。

此外，溃疡性结肠炎患者出现的肠黏膜溃疡久不愈合，除了与机体的免疫功能减退有关外，大多还与肠黏膜长期供血不足、微循环障碍等密切相关。

中医认为，肠胃脉络瘀阻，血液长期瘀滞，瘀血不去，而新血不生，脉络长期失于濡养，造成内疡溃疡难以愈合。

西医学研究表明，应用活血化瘀类中药对于改善肠黏膜的微循环系统，增加肉芽组织血液营养供应具有良好的作用，进而促使溃疡的修复和愈合。治疗溃疡性结肠炎以活血化瘀法为治则，也是中医"久病入络"理论的具体体现。

溃疡性结肠炎虽为慢性反复发作性疾病，但在临床观察中发现单纯的邪实证比较少见，一般多表现为虚实夹杂，或者本虚标实证。

脾虚为其根本，病久及肾，最后导致脾肾两虚，从而湿浊、热毒、瘀血等诸邪乘虚而入，相互兼夹为患。但瘀血却贯穿于溃疡性结肠炎病程始终，长期的血液瘀滞、微循环障碍，必然会影响溃疡的愈合及病情的恢复，使患者机体免疫力降低，病情反复，缠绵难愈。

血瘀不仅是溃疡性结肠炎局部乃至全身的重要病理变化，亦是其复发的重要病理基础之一。因此，活血化瘀法理应贯穿于溃疡性结肠炎治疗的全过程。

《景岳全书·泄泻》曰："泄泻之本，无不由于脾胃，然肾为胃之关，开窍于二阴，所以二便之开合皆肾脏之所主。"

脾肾为人体先后天之本，二者相互影响，治宜温补脾肾，因兼失眠亦为主诉之一，故符合肠炎康健脾养心、益气养血主旨。气血旺，心得养，则眠可。火生土，脾气渐复，而便血减少。因病久，不可能一朝而愈，故嘱应长期服药以培本，避免过劳。

全方以党参、黄芪为主药，取其健脾益气、固表托毒之效，臣以白术、茯苓、白术以健脾燥湿为主，茯苓以利水渗湿为要，一健一渗，脾可健，湿可除。湿去则脾气复来，阳气易通。山药平补三阴，《本草求真》曰："入滋阴药中宜生用，入补脾肺药宜炒黄用。"本方以大剂炒山药健脾胃、补肺肾、补中益气、健脾补虚，亦为臣药。当归补血活血，三七、地榆止血，白及止痛，共为佐、使。

张东岳教授对于炒麦芽一药尤为喜用，认为能清肠中滞气，不伤正。对于腹泻、便秘二病均用，收效满意。仅此一方，补气培土、健脾固肠为本，又有补血活血、健脾消食、止血止痛之意。故能使胃肠秽污去、脾胃积滞消、肠间瘀血化而诸症自除。

案2 刘某，女，36岁。2014年3月12日初诊。

患者4年前无明显诱因出现大便带脓血，当地医院诊断为溃疡性结肠炎，并给予美沙拉嗪肠溶片等治疗，症状稍缓解。2年前患者再次出现大便带脓血症状，且大便带黏条样物质，至当地医院诊治，仍给予美沙拉嗪肠溶片、美沙拉嗪栓等治疗。症状未缓解，黏液脓血便较前严重。多方治疗不愈，故来我院就诊，门诊以"肠澼"为诊断收入病区。症见：黏液脓血便，日行10余次，大便不成形，腹痛，肛门下坠感明显。乏力，倦怠，畏寒，舌淡，苔光剥，脉沉弱。电子结肠镜检查：肛管直肠糜烂。

辨证思路：患者素体脾虚，脾失运化，生化乏源，内生湿邪，便有脓血，乏力。虚甚见舌苔光剥，倦怠畏寒为病久及肾，肾阳不足之象。本证为脾肾亏虚证。

中医诊断：泄泻，脾肾亏虚型。

西医诊断：溃疡性结直肠炎。

治则：健脾温肾，涩肠止泻。

处方：肠怡舒。党参15g，炒白术20g，当归15g，炒白芍15g，肉豆蔻15g，诃子肉12g，煨木香6g，补骨脂30g，五味子9g，吴茱萸6g，炮姜6g，肉桂9g，炙甘草6g。14剂，水煎服，每日1剂，分2次服。

二诊：2014年3月25日。服上药后，精神较前好转，纳寐安，肢体较前有力，大便每日2次，质软成形，仍有少量脓血，无腹痛等其他不适，舌质淡，苔薄白，脉沉细。在上方基础上加干姜6g以扶助脾阳。

处方：党参15g，炒白术20g，当归15g，炒白芍15g，肉豆蔻15g，诃子肉12g，煨木香6g，补骨脂30g，五味子9g，吴茱萸6g，炮姜6g，干姜6g，肉桂9g，炙甘草6g。10剂，水煎服，每日1剂，分2次服。

三诊：2014年4月8日。大便每日2次，质软，成形，便时仍有少量脓液，但较前显著减少，无其他不适，脉象较前有力。肛门镜检查：直肠糜烂基本消失，无充血、水肿。嘱上方去五味子，继续巩固治疗。

处方：党参15g，炒白术20g，当归15g，炒白芍15g，肉豆蔻15g，诃子肉12g，煨木香6g，补骨脂30g，吴茱萸6g，炮姜 6g，干姜 6g，肉桂 9g，炙甘草 6g。10 剂，水煎服，每日 1 剂，分 2 次服。

按语： 张东岳教授经常教导学生，要重视辨证。根据溃疡性结肠炎的临床表现（腹泻、黏液脓血便、腹痛、里急后重，易反复发作），本病发作前期属于中医的大肠湿热证；后期兼脾气虚弱或脾肾阳虚，属下虚邪实；缓解期则以正虚为主，或兼湿热余邪。

由于患者就诊时的病期不同，病情轻重不等，个体差异悬殊，因而需进行细致辨证，尤须掌握寒、热、虚、实之主次，作为拟定治法及选方用药时参考，才能取得较好的疗效。由于本病的病因未完全明确（可能与免疫、遗传因素等有关），尚无特效疗法，因而针对性地中西医结合治疗，以控制急性发作，缓解病情，减少复发，是目前最理想的治法。

其中，扶正中药对改善全身一般状况及提高机体免疫功能，清热燥湿中药对减轻肠道炎症及继发感染，从而减少脓血便，均有较好的效果。

本病发生的基础是脾胃虚弱，正如张景岳所说："泄泻之本无不由于脾胃。"然而导致本病发作的诱因主要是饮食不节，进食生冷、不洁食物，损伤脾胃，或者七情过伤，肝气乘脾，使之运化无力，食积湿胜；外受风、寒、湿诸邪之侵扰，尤其寒湿之邪，因其最易困阻脾胃，脾胃运化无力，清浊不分，混杂而泻。所以有"湿多成五泄""无湿不成泄""湿胜则濡泄"之说。《医宗必读》云："泻皆成于湿，湿皆本于脾虚。"湿盛能伤脾，脾虚可生湿，二者互相影响，互为因果。

本病湿盛化热，湿热相合成为湿热败浊，蕴结大肠，倾利肠液，传化失常，泄泻而作，迁延不止。愈泄愈虚，气随泄去，气去阳衰，久必及肾，必然导致脾肾阳虚。湿热稽留蕴结大肠，传化失常，是本病的直接因素，而脾肾阳虚则是久治不愈的重要因素。

另外，还有其他原因，如七情所伤，肝郁气滞，以及久病血瘀，脉络不通，甚或久病伤阴，阴血亏虚，这些病理因素，亦会使疾病变得复杂。应注意不失时机地辨证给药，阻断各种病理因素，减轻病痛。

纵观本方，党参、炒白术为君药，党参性甘平，其补脾而不燥，养胃而不湿，润肺而不寒凉，养血而不滋腻，不仅具有益气健脾的功能，而且兼有补肺气、生津液的功效。炒白术益气健脾，兼有渗湿健脾的功效，生白术重在补气，炒白术重在健脾，本方中使用炒白术，是取其益气健脾之效。党参、白术合为君药，从而加强了本方益气健脾的功效。当归补血活血，炒白芍柔肝缓急止痛，兼有敛阴的功效。木香芳香醒脾、行气导滞、理气止痛、止痢，与当归、白芍相伍，调气和血，既止脐腹之痛，又寓"行血则便脓自愈，调气则后重自除"之法。肉豆蔻辛温而涩，可涩肠止泻、温中散寒、行气止痛，以治其标急，即所谓"滑者涩之"之法。诃子肉涩肠止泻，兼有敛肺止咳的功效，五味子收敛固涩，益气生津，补肾宁心，另外还具有敛汗涩精、止泻止咳的功效。肉豆蔻、诃子肉、醋五味子三者配合，涩肠固脱，止泻力更强。补骨脂补命门之火，以温暖脾土，是治肾虚泄泻，壮火益土之要药，"治肾泻，通命门，暖丹田，敛精神"。吴茱萸，补肾助阳，止呕，止泻。炮姜，热性强，可温中止腹痛、腹泻。肉桂补肾壮阳，引火归原。盐补骨脂、制吴茱萸、炮姜、肉桂合用，则补肾助阳之力佳。炙甘草缓急止痛，助党参、白术益气健脾，调和诸药。

纵观本方，益气与温阳共举，健脾与补肾同行，如此脾肾阳虚得以纠正，泄泻得以治疗，不愧为屡试屡效之验方。此外待便血消失或血量较少时，配合中医外治督灸疗法，温肾健脾止泻，可以巩固疗效，预防复发。

四、直肠脱垂

直肠脱垂是指肛管、直肠黏膜、直肠全层和部分乙状结肠向下移位，脱出肛门外的一种疾病，分为两种类型：直肠全层脱垂、直肠黏膜脱垂。引起直肠脱垂的病因尚未完全明确，主要有滑动疝学说和肠套叠学说等。

直肠脱垂为盆腔脱垂病变的局部表现，中医称之为"脱肛""人州出"等，病因多为发育不全、长期劳累、分娩、营养不良等导致气血不足，脏腑虚损，气虚下陷，固摄失职。

（一）分型诊断

一型：直肠黏膜脱垂。表现为直肠黏膜层松弛，堵塞肠腔，大便在直肠少量存留。

二型：直肠全层脱垂。根据脱垂程度分为三度：Ⅰ度脱出长度少于5cm，主要为肛管及直肠远端脱垂，一般便后可自行还纳，呈圆锥状；Ⅱ度脱垂长度小于10cm，呈圆柱状，便后需手法复位，肛门括约功能减退，常伴有肛门潮湿；Ⅲ度脱垂为直肠甚至部分乙状结肠及肛管脱出于肛门外，称为完全性直肠脱垂，肛门括约功能不全或失禁。

（二）中医分型

脾虚气陷证：便后肛门有肿物脱出，脘腹重坠，神疲体倦，舌体淡胖，边有齿痕，脉弱。

肾气不固证：直肠滑脱不收，肛门下坠，腰膝酸软，小便频数，久泻久痢，舌淡苔白，脉沉弱。

湿热下注证：直肠脱出，嵌顿不能还纳，伴肛门肿痛、面赤身热、小便短赤，舌红，苔黄腻，脉濡数。

（三）治疗原则

以治疗脱出以及恢复肛门功能为目的。

1. 内治法

（1）脾虚气陷证　治以补中健脾、益气升提，方用补中益气汤、芪仁固脱宝等加减，自拟方芪仁固脱宝组方如下。

组成：当归15g，党参20g，黄芪30g，炒白术30g，五味子10g，乌梅10g，升麻10g，枳壳10g，补骨脂30g，益智仁30g，砂仁12g，陈皮12g，炙甘草6g。

本方为脱肛常用经验方，方中党参、黄芪、白术益气健脾养血，气血旺脾气健，肛门肌肉收缩有力；肾主纳气，肾虚不能摄纳，补骨脂、益智仁温脾暖肾、固气涩精；五味子、乌梅、升麻、枳壳敛肺滋肾，升提中气、涩肠固脱；砂仁和胃醒脾、调中气、开郁结，固后天之本，食欲增、身体壮；陈皮、甘草理气调中、调和诸药。

（2）肾气不固　治以益气温肾、涩精固脱，方用肾气丸、斯可福加减。自拟方斯可福组方如下。

组成：党参 30g，山药 30g，白术 30g，黄芪 30g，当归 15g，砂仁 9g，益智仁 30g，淫羊藿 15g，狗脊 15g，巴戟天 15g，锁阳 12g，韭菜子 24g，乌药 15g，陈皮 12g，甘草 15g。

中度、重度直肠脱垂往往伴随肛门失禁，斯可福为肾气不固直肠脱出，大便失禁而设，党参、黄芪、山药、白术益气健脾，脾健气旺，肌强有力；当归补血和血；砂仁行气调中；益智仁温脾暖肾、固气收涩；淫羊藿、韭菜子、锁阳、巴戟天、狗脊补肾助阳；乌药、陈皮调气健脾、理气开郁、散寒止痛；甘草调和诸药。诸药共治肾阳不固，二阴开合失司。

（3）湿热下注证　治以清热利湿，方用四妙丸和槐角丸加减。

2. 外治法

（1）坐浴法　直肠脱垂伴有肿胀糜烂者，可用休马汤、梅五汤（张东岳教授经验方）等水煎坐浴。

自拟方休马汤组方如下：蚤休 30g，马齿苋 30g，石榴皮 30g，乌梅 15g，芒硝 30g，韭菜 60g，大葱 60g。

蚤休、马齿苋清热解毒、活血消肿；韭菜亦名壮阳草，温中行气、调和脏腑；芒硝、大葱泄热消肿解毒、敛疮生肌；乌梅、石榴皮涩肠固脱。诸药清热消肿、涩肠固脱，适用于治疗脱肛，尤其是直肠脱出伴肿胀糜烂者。

自拟方梅五汤组方如下：乌梅15g，五倍子15g，蚤休30g，甘草20g。

乌梅酸涩收敛、消肿固脱；五倍子涩肠敛疮；蚤休清热、解毒、消肿；甘草解毒、调诸药。诸药共奏解毒消肿、涩肠敛疮、固脱之效。

若无肿胀糜烂者，可用自拟方"脱福康"水煎坐浴，组方如下：白矾10g，石榴皮30g，五倍子15g，乌梅15g，红花15g，生甘草20g，金樱子10g，防风20g，乳香20g，韭菜120g。水煎2000mL，每日坐浴1次。

乌梅、五倍子、石榴皮、白矾、金樱子酸涩收敛、涩肠固脱；红花、防风、乳香、甘草解毒活血、消肿止痛。

（2）针刺法　取百会、长强、提肛（双侧）等穴。

（3）三联手术法　直肠黏膜柱状结扎术＋三间隙硬化剂注射术＋肛门环缩术。

具体手术方法：三联中柱状结扎术主要作用是紧缩松弛的直肠黏膜及黏膜下层，使形成3条纵行瘢痕，缩短脱垂直肠，起到瘢痕支持固定作用。接着在黏膜下注射硬化剂，使黏膜与黏膜下层形成粘连；在直肠周围间隙分别注射硬化剂，使直肠周围间隙内形成无菌性炎症，使其与周围组织形成粘连固定，对整个直肠及盆腔起到支撑作用；再加用肛门环缩术闭合肛尾三角，使肛管延长，外括约肌夹角变小，恢复直肠会阴弯曲度，增加骶尾部扶托力量。三种手术方法相辅相成，相互支撑，痛苦小，恢复快，远期疗效显著。

为方便记忆理解，总结为如下歌诀：结扎除滑脱，注射使粘连，环缩医失禁，脱肛故痊愈。

典型医案

案1 刘某，男，27岁。因"大便时肛门肿物脱出20余年"于2020年3月就诊。

患者自记事起大便时即直肠脱出，久立及咳嗽时肿物亦可脱出肛外，需要手法送还，大便2~3天1次，质稍干，有排便不尽感，大便稀时出现失禁不可控，一直未系统诊治。因感严重影响生活质量，比较痛苦，经人介绍来我院就诊。现症见：便时肛门肿物脱出，需手法送还肛内，肛门收缩无力，下坠，大便不尽感，神疲，乏力，纳眠差，舌质淡，苔薄白，脉沉。专科检查：指诊肛门松弛，括约肌功能差，直肠黏膜堆积肠腔。蹲位力排，直肠全层脱出约10cm，呈圆柱状，无水肿糜烂。

辨证思路：患者儿时发育不足，脾肾亏虚，肛门肌肉发育不全，收摄无力，不能对直肠承担充分支持作用，久病体虚，神疲乏力，气虚不固，肠管每于便时及久立咳嗽等腹腔压力增大时，直肠全层脱出肛外。

中医诊断：脱肛，气虚不固证。

西医诊断：直肠脱垂，肛门不完全失禁。

治疗措施：手术治疗，术后配合针灸及中药治疗。

（1）手术治疗 针对Ⅲ度直肠脱垂，采用"三联术"手术方法治疗，手术方式同前所述。

（2）针灸 选取长强、提肛穴。每日针灸1次，取补法，可配合电针。持续治疗1个月。

（3）辨证用药　患者证型为脾肾阳虚，气血不足，故治以温补脾肾、益气养血之法，方药予斯可福（张东岳教授经验方）煎服。

处方：党参30g，山药30g，白术30g，黄芪30g，当归15g，砂仁9g，益智仁30g，淫羊藿15g，狗脊15g，巴戟天15g，锁阳12g，韭菜子24g，乌药15g，陈皮12g，甘草15g。水煎服，每日1剂，分2次服。连续服用1个月。

按语： 直肠脱垂是盆腔疾病的局部表现之一，病因多为气血不足、湿热下注、气虚下陷不能收摄，或肺肾两虚、寒热洞泄不能固摄。治疗上既要局部治疗，更需配合全身治疗，即手术治其标，中药调理治其本。故在运用"三联术"使肠管回纳后，中药对症治疗亦极为重要。提肛穴为经外奇穴，又名环门穴，因在此处施针患者肛门反应强烈，有明显收提动作，故名提肛穴。配合针灸长强穴，共同刺激肛周肌肉收缩，恢复肛门收缩功能。

本案患者手术后，给予局部针灸电针刺激，嘱每日提肛运动恢复局部肌肉功能，同时配合健脾益肾中药口服，令脾健气旺，肌肉有力，暖肾壮阳，二阴开合有度，肛门失禁症除。

案2 王某，女，68岁。2020年7月因"肛门下坠，大便不尽感6个月"前来就诊。

患者6个月前因久居家中，出现食欲减退，后渐排便不畅，排便不尽感，大便稍干，肛门下坠，遂来就诊。舌质淡，苔薄白，脉细。专科检查：直肠指检肛门松弛，容2指通过，直肠黏膜堆叠肠腔，嘱做排便动作，肛门收缩无力。肛门镜检查：直肠黏膜松弛，堆叠镜筒。排粪造影检查：肛门松弛，不能保留造影剂，检查未完成。

中医诊断：脱肛，脾虚气陷。

西医诊断：直肠黏膜内脱垂，肛门功能不良。

建议患者经肛手术治疗，患者拒绝，故保守治疗。

治则：益气健脾养血，升提收敛固摄。

处方：芪仁固脱宝加减。当归15g，党参20g，黄芪30g，炒白术30g，五味子10g，乌梅10g，枳壳10g，补骨脂30g，益智仁30g，砂仁12g，陈皮12g，炙甘草6g。14剂，水煎服，每日1剂。

脱福康方坐浴：白矾10g，石榴皮30g，五味子15g，乌梅15g，红花15g，生甘草20g，金樱子10g，防风20g，乳香20g，韭菜120g。14剂，水煎坐浴，每日1次，每次20分钟。

针灸选穴：长强、提肛穴。每日针灸1次，取补法，配合电针，疗程14天。

便秘生物反馈治疗，取松弛型，每日1次。

二诊：肛门坠胀明显减轻，排便较前顺畅，自觉排便有力，大便稍干，每日排便1次。按上方案继续治疗1个疗程。

后仅口服中药治疗，用药同前。后来告基本痊愈。

按语： 老年女性，久居家中，少食久卧，气血不足，致气虚下陷，表现为局部直肠黏膜内脱垂，致使排便不畅，气血不足，脾气虚弱而局部肌肉无力，肛门松弛，排便无力。手术可加速痊愈，但患者要求行保守治疗。本案以内服经验方芪仁固脱宝为主，益气健脾养血，气旺血生脾健，升提收缩有力，外用经验方脱福康收涩固肠，配以针灸及生物反馈治疗，诸症自愈。后仍有大便偏干等便秘相关症状，给予对症调理后症状消失。但患者年纪渐增，仍有反复可能，故建议加强运动锻炼、饮食调理。

第四章　弟子心悟

第一节　跟师张东岳教授应用挂线疗法治疗体会

　　挂线疗法是中医肛肠科最为常用的治疗方法之一。简单地说，挂线法就是用药线、丝线或橡皮筋穿在瘘管中扎紧，利用其张力使组织呈渐进性坏死断裂，达到切开引流的目的。此法对肛门括约肌的功能影响较小，显著减少了肛管及其周围组织的缺损，避免造成严重的肛门畸形，且复发率低。

　　挂线法首见于明《古今医统大全》引《永类钤方》挂线术："至于成漏穿肠串臀，支分节派，中有鹅管，年久深远者……必是《永类钤方》挂线治法，庶可通达而除根。"该方法具有操作简单、引流通畅、疤痕小、疗效可靠及经济方便等优点，尤其是对肛门功能影响小而长期被广泛应用。根据它的作用机理，目前由原来单一治疗肛瘘扩大到治疗多种肛肠疾病。

一、挂线疗法的作用机理

　　国内应用挂线疗法强调的是其切割作用，在组织切开的同时，底部组织生长，肌肉两端粘连、固定，维持张力，避免肛门失禁。其主要原理是：慢性勒割作用；异物刺激作用；引流作用；标志作用。

　　国外应用则主要强调的是引流与标志作用。英国 1987 年利兹大学肛瘘主题会认为，应用挂线疗法有 2 种方式：挂线后，并不紧线，仅发挥引流作用，最后去掉该线，瘘管切除；挂线通过瘘管内、外口和肛门，将括约肌扎住，定期收紧（这种疗法与我国基本一致）。

　　詹姆斯·汤姆森认为挂线（泄液线）有 2 个主要功能：它可标明在麻醉下测定的瘘管，失去麻醉后，可估计被线围住的功能性肌肉数量，必要时可在较晚的时候，进行进一步分离术；更主要的作用是引流，以允许高位瘘管从基底愈合，而外部位置无过早闭合。

二、挂线的分类

　　不管是国内还是国外的挂线疗法，不管所用材料为何，均不外乎松弛挂线和切割挂线两类。

　　（1）松弛挂线　主要是利用挂线持续、可靠的引流及标志作用，适用于肛管直肠周围的脓肿。另外肛瘘的分期手术也常利用松弛挂线的标志作用。

　　（2）挂线切割　利用挂线的弹性张力缓慢切割括约肌后形成的纤维化以确保括约肌断端不分离。根据紧线切割的时间又可以分为一期挂线切割法和二期挂线切割法。

三、挂线疗法在肛肠科的应用及治疗体会

1. 肛瘘

挂线疗法是肛瘘的传统疗法之一，特别是对高位肛瘘、高位复杂性肛瘘，其疗效是成功而有效的。随着对挂线疗法的机理、方法、技术特点的深入研究，目前临床上对肛瘘的挂线治疗也依瘘管位置的高低、长度及复杂程度产生了不同的手术方法。现将目前采用的主要方法总结如下。

（1）肛瘘切开挂线术　适用于距肛门 3 ~ 5cm 有内、外口的低位肛瘘及某些肛管直肠环未纤维化的高位肛瘘。方法是将探针自外口经瘘管探入，自内口穿出，于探针一端系橡皮筋，在探针引导下将橡皮筋穿过瘘管，切开瘘管内、外口之间的皮肤及皮下组织，修剪外口瘢痕组织及两侧皮瓣以利引流，拉紧橡皮筋并用丝线结扎。

（2）低位切开，高位挂线术：适用于肛瘘的主管道贯穿外括约肌深部和耻骨直肠肌以上的高位肛瘘，包括骨盆直肠间隙瘘和高位直肠后间隙瘘等。方法是高位肛瘘的管道在肛管直肠环以下的部分先予以切开（直至齿线为止），搔刮和清除腐肉，并充分扩创，在肛管直肠环以上的部分采用挂线法。此挂线方法同传统的挂线法一样，最终将肛管直肠环勒断。

（3）低位切开，高位虚挂引流术：适应证同上。此方法不同于上述方法的是对橡皮筋内所挂组织不进行勒断，橡皮筋仅发挥引流和刺激作用，使肛瘘高位部分炎症逐渐消退，肉芽逐渐生长，填满瘘管间隙直至愈合，因此充分保护了肛

肠环，保证了括约肌功能完整。

（4）断管挂线术　适用于内外口之间距离较长的肛瘘。方法是探针自外口进入，找准原发口穿出，从肛内将探针折弯后拉出，于探针头部系上丝线和橡皮筋；在距肛缘外 1.5cm 处的皮肤上，向探针方向做一切口，向下分离，与探针交通，往回撤出探针，从该切口拉出丝线和橡皮筋；将橡皮筋两端之间的皮肤及皮下组织切开，拉紧橡皮筋后结扎；远段管道以刮匙搔刮，挂上浮线对口引流（浮线两端充分扩创）。

2. 肛裂

挂线疗法治疗肛裂，通过所挂线的张力，使栉膜带和部分内括约肌逐渐自行勒断，解除内括约肌的痉挛，使裂口逐渐愈合，同时不必担心切断过多的括约肌会使肛门变形和出现失禁等后遗症。

3. 直肠阴道瘘

根据肛瘘挂线疗法的原理治疗直肠阴道瘘，仅适用于低位直肠阴道瘘无肛门狭窄的病例。张东岳教授认为瘘管手术切除易复发，且愈合后的疤痕影响局部外观。挂线疗法手术小，愈合后疤痕小，外观影响轻微。其应用挂线疗法治疗复发性阴道瘘可取得良好的效果。

张东岳教授指出，手术作为肛肠疾病的一种治疗方法，在所有疗法中占有重要的地位。然而任何手术都会给患者造成一定程度的损伤，除患者的个体差异、病情不同外，还和术者的操作、术后换药及护理等因素相关。肛肠科临床应用挂线方法多种多样。就挂线目的而言，用于肛瘘和肛周脓肿时主要是防治肛门功能受损；用于肛裂时主要是挂断痉挛的内括约肌；用于肛门直肠狭窄时目的在于挂断狭窄环；用于环状内痔、环状混合痔时目的在于防止术后肛门狭窄；用于耻骨直肠肌综合征时目的是解除耻骨直肠肌痉挛；用于直肠阴道瘘、会阴直肠贯通伤时目的是减小手术创伤，挂线可减少术后患者常出现的某些反应及并发症。因此，了解挂线疗法治疗肛肠科疾病十分重要。

第二节　张东岳教授防治肛门失禁临证体会

肛门失禁是以大便自主控制障碍，不能随意控制排便和排气为主的排便功能紊乱的一种病症。近几年发病率逐渐升高，在 0.5%～1.5%，3% 的 65 岁以上的老年人面临着肛门失禁这一问题。肛门失禁的发病原因是多方面的，包括神经性、创伤性、先天性，以及肛肠科高位复杂肛瘘及脓肿手术造成的括约肌医源性损伤。

中医学中并无"肛门失禁"病名，追根溯源当属"大便滑脱""遗矢"等范畴。张东岳教授从医 60 余年，主张中西医结合论治，认为肛门失禁与脾、肾、肝等脏器密切相关，擅长辨证论治，运用中医药内外同治，以减轻患者痛苦，临床疗效显著，值得广泛推广。

张东岳教授认为肛门失禁是由于脾肾亏虚、脾虚气陷、肝脾不调或外伤失治所致，治疗时应针对病因选择合适的治疗方法，神经功能障碍性失禁可采用中药、针灸、生物反馈等方法综合治疗，肌肉损伤和严重功能障碍保守治疗效不佳者可采用适当的手术治疗及功能性康复。

一、内治法

1. 脾虚气陷证

大便滑脱不禁，肛门下坠，面色萎黄，神疲气怯，舌淡，苔薄，脉濡细。治疗以补中益气、收敛固涩为主。药用补中益气汤合真人养脏汤加减；或张东岳教授经验方芪仁固脱宝加减，组成：当归15g，党参20g，黄芪30g，炒白术30g，五味子10g，乌梅10g，枳壳10g，补骨脂30g，益智仁30g，砂仁12g，陈皮12g，炙甘草6g。水煎服，每日1剂。加减：尿频数者，加煅龙骨、煅牡蛎、益智仁、桑螵蛸；大便不成形者，加五味子、诃子。

2. 脾肾亏虚证

大便滑泄，污染衣裤，面色黧黑，腰膝酸软，头晕目眩，小便清长甚或不禁，舌淡，苔薄，脉沉迟。治疗宜健脾益肾、固本培元。方药：肾气丸加减；亦可选用斯可福（张东岳教授经验方），组成：党参20g，山药30g，焦白术20g，炙黄芪30g，当归15g，砂仁10g，益智仁30g，淫羊藿10g，狗脊 10g，巴戟天 10g，锁阳 10g，韭菜子 10g，乌药 10g，陈皮 12g，炙甘草 6g。水煎服，每日 1 剂。加减：畏寒肢冷者，加肉桂；肛门坠胀者，加葛根、枳壳、杏仁；大便滑泄者，加附子、诃子、补骨脂。

3. 肝郁气滞证

便意频数，时欲如厕，肛门坠胀，腹部胀痛，善叹息，胁肋部不适；伴见嗳气脘痞，纳少眠差，舌淡红，苔薄，脉弦。治疗以疏肝解郁、扶土抑木为主。方药：六磨汤合四逆散加减。加减：肛门灼热者加槐花、牡丹皮、牛膝、黄柏；食欲不振者，加半夏、薤白、薏苡仁。

4. 气滞血瘀证

大便滑脱，肛门紧缩或缺损，伴肛门胀痛，舌淡或紫暗，苔薄白，脉弦。治宜行气活血、化瘀软坚。方药：桃红四物汤加减。

二、外治法

外治法以针灸、中药坐浴、生物反馈等为主。

针灸选穴以八髎穴为主。主穴：次髎、中髎、下髎。配穴：百会、三阴交、太溪、肾俞、脾俞。次髎、中髎、下髎穴，3 寸针入骶后 2.5 寸，下针有落空感后行捻转补法，使患者有麻胀、温热感向肛门或会阴处放射。百会沿皮下向前刺，低频率、小幅度均匀提插捻转，操作 0.5~1 分钟。三阴交、太溪、肾俞，各直刺 1~1.5 寸，脾俞直刺 0.5~1 寸，得气后施以补法。得气后次髎、中髎、下髎分别连接电针治疗仪，选择疏密波，频率 2/15Hz，电流强度在 0.1 ~ 1.0mA 范围，以患者能耐受为度，每日 1 次，留针 30 分钟，10 次为 1 个疗程，治疗 2 个疗程。

八髎穴位于骶部，与盆神经传入排便中枢的位置（S2~S4）最近，而刺激 S4 的反应为肛门收缩和会阴部的支撑感，与深刺八髎穴的传导感相似。因此，深刺八髎穴可通过兴奋相关神经，促进腰骶部低级中枢与大脑皮层高级中枢，建立良好的神经反馈通路，调节盆底肌的运动和功能。中医学认为八髎穴能固摄二阴；百会穴位于巅顶，能升提阳气；太溪为肾之源；三阴交为肝、脾、肾三经交会穴。加之肾俞、脾俞，脏腑、腹背，气相通应，针刺之可通调肾气，肾气通调，则二便正常。

中药坐浴适用于肛门松弛、直肠脱垂所致的肛门失禁和脾肾亏虚、肌肉张力减退、后阴开合失司引起的肛门失禁。方选脱福康合葱韭汤（张东岳教授经验方）加减。坐浴方主要由以下药物组成：明矾 10g，石榴皮 30g，五味子 15g，乌梅 15g，甘草 20g，红花 15g，金樱子 10g，防风 20g，乳香 20g，葱白 1 根，韭菜 2 两。用法：加水 3000mL，浸泡 30 分钟，先武火后文火煎至 2500mL，过滤去药渣，药水放置洗浴盆中坐浴，每日 1~2 次，每次 20~30 分钟。本方具有酸涩收敛、活血消肿、涩肠固脱之效。

生物反馈治疗：患者于操作前将大便排空，取侧卧位躺在治疗床上，患者在医师指导下学习监视器上的各种反馈信号，训练肛门自主收缩时括约肌与直肠的协调性。或将小气囊置入直肠充入气体，以引起直肠扩张感，让患者感知后能快速收缩肛门外括约肌，训练反应性收缩。每次训练持续20～30分钟，每周2～3次，6～10周为1个疗程。

药物治疗失败，或者肛门直肠部位有明显解剖异常，或者分娩时会阴部严重撕裂或者医源性肛门括约肌损伤者应考虑实施手术治疗。该病的手术方法很多，其适应证各不相同。主要的有如下几种：肛门环缩术、肛门成形术、括约肌成形术、括约肌修补术、会阴修补术、股薄肌移植术、经盲肠置管顺行灌洗结肠或回肠造口术。

张东岳教授指出临床中应注意以下几个方面：

（1）肛门直肠损伤造成的肛门功能损害，与其损伤的原因和程度有关。因此，及时正确处理损伤，常常是保存排便功能的重要环节。在急救手术时，须彻底清创，清除失去生机的组织。对伤后8小时内，污染不严重者，可做一期括约肌修复术；术后如有感染，应及时切开引流。对创伤感染严重，括约肌受损较重者，应做暂时性腹部结肠造口术，以利于创伤的修复。

（2）重视肛肠疾病的治疗　先天性畸形，在做修复成形术时，必须重视原有肛门括约肌的作用，特别是肛管直肠环的重建，是术后恢复排便功能的关键。对高位肛瘘需要切开肛门括约肌时，应注意保留肛直肠环的完整性，不能将括约肌斜形切断。对两处以上的多发瘘管，要施行挂线治疗，不应同时切开。对痔环切术，应慎重应用。对新疗法，如内痔不同药物的注射疗法，要在了解其药理作用、操作方法以及并发症的处理之后，方能用于临床，防止因注射严重感染而引起难以治愈的肛门失禁和肛门直肠狭窄。

（3）饮食应以能保持大便成形为主，勿暴饮暴食，一日三餐有规律。忌食生冷及过食油腻。

（4）便后应以药物坐浴，或温盐水坐浴，以免稀便反复刺激肛门周围引起湿疮。

（5）适量运动：嘱患者早、中、晚常做提肛运动，以锻炼肛门括约肌。

（6）注意劳逸结合，勿过度增加腹压。

第三节　张东岳教授治疗老年便秘经验探析

慢性功能性便秘是临床常见疾病，流行病学研究结果显示，60岁及以上老年人群中慢性功能性便秘发病率为15%～20%，84岁及以上人群则达20.0%～37.3%，在接受长期照护的老年人中可高达80%。老年患者便秘后，容易诱发心、脑、肺、肾、肝等急性事件的发生，引发严重的不良后果，因此，老年便秘是一个值得广泛关注的医学问题。张东岳教授在长期的临床工作中，治疗老年便秘经验颇丰，探析如下。

1. 老年便秘的临床表现

慢性便秘主要表现为排便次数减少、粪便干结和（或）排便困难。目前并无确切的中国老年便秘流行病学调查数据，据临床观察，张东岳教授发现老年便秘的主要症状为无便意或排便周期延长、排便费力、排便不净感、肛门阻塞，此与罗马Ⅳ标准基本吻合。除此之外，老年便秘常常伴有肺气肿、慢性胃病、抑郁症、心脑血管疾病、泌尿系统疾病等。

2. 老年人群的生理特点

老年人器官功能随着年龄的增长逐渐衰退，且多种慢性疾病长期共存，虚弱状态在老年人群中甚为常见。老年人相对缺乏体育活动、教育程度和收入相对较低、多系统疾病合并用药带来经济压力，加上衰老带来的生理性脏器功能退化，以及其他老年疾病的影响，患者往往表现为脏腑亏虚，气血阴阳衰退，因而因虚致实，继发痰、湿、食、燥、郁等病理因素。

3. 天癸衰退乃致病之源

《素问·上古天真论》云："七七，任脉虚，太冲脉衰少，天癸竭，地道不通……七八，肝气衰，筋不能动。八八，天癸竭，精少，肾脏衰，形体皆极则齿发去。"老年人天癸衰减，肾精不足，无以化生肾气，肾气虚衰则五脏六腑生化功能减退。同时，五脏功能衰减，无以滋养先天之本，肾气不充。生理性的脏腑器官退变必然会带来诸脏器功能的相对不足，引发一系列与衰老有关的疾病的发生，便秘尤为常见。《素问·五脏别论》记载："魄门亦为五脏使……"说明肛门的功能与五脏密切相关。老年人五脏不足，大肠传导失去动力，肛门开合失司，则糟粕难下。叶天士的《临证指南医案》载有"六旬又六，真阴衰，五液枯……大便秘闭""高年下焦阴弱，元腑之气不利，多痛不得大便"，都说明了衰老进程下的真脏亏虚影响魄门状态。同青年人相比，老年人便秘的发生率较高。动物实验研究也说明，衰老更容易诱发便秘。

4. 脾、肾不足是致病之本

脾为后天之本，主要生理功能是运化和升清。若运化水谷受阻，则消化机能失常，食滞胃肠，出现腹胀、食欲不振、倦怠、消瘦等；运化水液失调，或肠道失却濡润，出现便干、大便难行，或水湿留于肠间，出现大便黏腻不爽、不尽感；若清升浊降功能紊乱，则清阳不升，浊阴不降，腹中食结，屎留大肠，糟粕难下。脾胃功能的正常发挥有赖于脾胃脏腑得到充分濡养。张东岳教授认为，老年人天癸日下，周身气血不足，不能滋养后天，脾失濡养，不能行其使命，推动不足，食滞或湿邪内生，导致便秘。患者常表现为排便无力，或者排便努挣但难以排出，面色无华，食欲不佳等。

肾为先天之本，肾藏精，既藏先天之精，也为后天精气之储库。肾精既主生长发育，也是机体活动之本，对机体各方面的生理活动起着极其重要的作用。肾的功能分为肾阴、肾阳，肾阴滋养濡润诸脏，肾阳推动温煦从而使肾精发挥正常功能。同时，肾中精气通过蒸腾气化，主宰水液的代谢。

张东岳教授认为，老年患者肾中先天之精衰减，后天之精储备不足，不能充分行使其功能，从而五脏皆不足，温煦不能，难以腐熟，水液代谢失常，肠腑乏津，濡润失常，舟船不行。常表现为无便意，大便多日不解，四肢不温，小便清长，尿失禁，尿频等。

5.痰、湿、食、燥、郁是致病之标

老年人诸脏不足，常常发生各种病理产物的堆积。痰浊内阻则见咳痰频作，短气上逆；水湿停留常见恶心、大便黏腻不爽；食滞脘腹可见纳差、腹胀，停于大肠可见肛门憋胀下坠；燥结大肠可见大便干结状如羊屎；郁阻气机则见性情抑郁、善太息、大便不净感。因有形实邪显而易见，无形本虚辨之尤难，部分医者往往见症即处方，攻伐齐施。《景岳全书》曰："秘结证，凡属老人……多有病为燥结者。盖此非气血之亏，即津液之耗。凡此之类，皆须详察虚实，不可轻用芒硝、大黄、巴豆、牵牛、芫花、大戟等药……虽今日暂得通快，而重虚甚虚，以致根本日竭，则明日之结必将更甚，愈无可用之药矣。"张东岳教授认为，痰、湿、食、燥、郁等皆为病变之标，若舍本逐末，为求速效，一味攻下，大黄、芦荟、芒硝之剂频繁用之，则脏腑本虚，不耐攻伐，虚者更虚，职责不司，痰、湿、食、燥、郁等虽可短暂清除，然伤其本脏，卷土重来，势必甚之。

6.老年便秘治验

鉴于老年患者诸脏腑不足，脾肾亏虚为致病之本，痰、

湿、食、燥、郁仅为其标，临床上张东岳教授多以扶助正气为基础，辅以化痰、除湿、消食、润燥、解郁之法，常选用济川煎合人参汤为基本方加减，温补脾肾、润肠通便。辨证要点：食后腹胀，不敢饮食，大便干或不干，或无便意，或如厕努挣费力、大便难下，便后乏力，或直肠粪便潴留不觉憋胀，伴有小便清长，四肢不温，腹痛绵绵、得热则减，懒言，腰膝冷痛，舌淡苔白，脉沉迟或虚。方中肉苁蓉归肾、大肠经，《景岳全书》谓其"味甘咸，微辛酸，气微温。味重阴也，降也，其性滑……若虚不可攻而大便闭结不通者，洗淡。暂用三四钱，一剂即通，神效"。人参，《神农本草经》谓其"味甘微寒，主补五脏，安精神，定魂魄，止惊悸，除邪气，明目，开心益智。久服，轻身延年"，《长沙药解》谓其"味甘微苦，入足阳明胃、足太阴脾经，入戊土而益胃气，走己土而助脾阳，理中第一，止渴非常，通少阴之脉微欲绝，除太阴之腹满而痛"。肉苁蓉、人参共补脾肾，干姜温中阳，白术除湿困，牛膝壮经筋，当归益精血，升麻、泽泻升清降浊，枳壳宽肠下气。诸药配伍，脾肾双补，扶先天而壮后天，共行润肠通腑之效。老年人患慢性肺病，痰浊蕴肺者，可加厚朴、杏仁、桔梗等宣肺化痰；湿停中焦，喜吐涎水者，可加茯苓、薏苡仁健脾化湿；水饮停留，气化不行，小便不利者，可加桂枝、茯苓化气行水；老年食滞胃肠，运化不足，腹胀、嗳气、纳差者，可加山楂、神曲、麦芽等消食化滞；久积化燥乏津者，便臭秽、干结难行，可加黄芩、麦冬、白芍、生地黄等润燥生津；慢病缠身，性情抑郁，气机不畅，有里急后重、大便不净感者，可加柴胡、陈皮、木香、香附等理气解郁。

总结张东岳教授治验如下：

（1）老年性便秘属慢性顽固性疾病，成因复杂，多由气血不足，或津液亏损，腑气不畅等原因引起大肠传导乏力，津亏无以润下，从而导致大便干燥，排便困难。

（2）治疗便秘应因人而异，需综合治疗，不能机械套用某一治法，须调整老年人机体内环境，改变肠道病变局部状况，促进胃肠动力，平衡胃肠内分泌功能，从而从根本上治疗老年性便秘。

（3）不可滥用泻下通便之药，如大黄、番泻叶等，虽能解燃眉之急，但终为治标之法，不能久服，否则会导致气虚、津亏更甚，反而加重病情。

（4）现代胃肠内分泌及胃肠动力学研究证实，黄芪、党参、补骨脂、肉苁蓉等具有调整胃肠激素分泌，提高肠动力，促进肠蠕动的作用，玄参、生地黄等药物含有丰富的油质而可润滑肠道，从而增强通便作用。

总之，老年便秘因其特殊的生理特点，以脾肾亏虚为其本，痰、湿、食、燥、郁为其标，治疗中宜仔细辨证，从治病求本出发，抓住主要的病机要素，在此基础上，要兼顾同时并存的继发病理因素，标本兼顾，以涤浊生新，恢复脏腑之生理功能。

参考文献

［1］周艳阳. 名老中医张东岳教授治疗便秘学术思想浅析［J］. 中国中医药现代远程教育，2011，9（2）：20-21.

［2］张东岳. 肛肠病临证汇海［M］. 太原：山西出版传媒集团·山西科学技术出版社，2016.

［3］金健，张相安，郭海霞，等. 张东岳教授运用消息灵方治疗大肠息肉经验［J］. 2020，33（5）：39-41.

［4］颜帅，刘佃温，刘翔，等. 张东岳教授防治肛门失禁经验撷要［J］. 时珍国医国药，2016，27（2）：480-481.

［5］张胜威，张宇翔. 张东岳教授治疗溃疡性结肠炎经验［J］. 光明中医，2009，24（5）：813-815.

［6］张宇翔. 张东岳教授治疗肛管直肠癌的学术经验［J］. 中医药管理杂志，2006，14（2）：56-58.

［7］张宇翔. 张东岳教授治疗肛瘘的学术经验点滴［J］. 光明中医，2006，21（11）：50-52.

［8］张东岳，刘佃温，吴存亮，等. 脱能康注射治疗Ⅱ度直肠脱垂的临床研究［J］. 河南中医，1995（5）：47-48.

［9］刘磊. 三联手术治疗Ⅲ度直肠脱垂48例疗效观察［J］. 当代医学，2011，17（16）：84-85.

［10］陈红风. 中医外科学［M］. 北京：中国中医药出版社，2016.

［11］胡伯虎，李汉宁. 实用痔瘘学［M］. 北京：科学技术文献出版社，1988.

［12］庄在信. 药线分束挂线治疗高位肛瘘的研究［J］. 中国肛肠病杂志，2000，20（5）：8-9.

［13］Chu H, Zhong L, Li H, et al. Epidemiology characteristics of constipation for general population, pediatric population, and elderly population in China［J］. Gastroent Res Pract, 2014, 2014: 1-11.

［14］柯美云，王英凯. 老年人慢性便秘的流行病学和研究进展［J］. 实用老年医学，2010，24（2）：92-94.

［15］Fleming V, Wade WE. A Review of Laxative Therapies for Treatment of Chronic Constipation in Older Adults［J］. Am J Geriatr Pharmacother, 2010, 8(6): 514-550.

［16］Gallegos-Orozco J, Foxx-Orenstein A, Sterler S. Chronic constipation in the elderly［J］. Am J Gastroenterol, 2012, 107(1): 18-25.

［17］Vazquez R M, Bouras E P. Epidemiology and management of chronic constipation in elderly patients［J］. Clin Interv Aging, 2015, 10(2): 919-930.

［18］Chu H, Hou X. Understanding of constipation symptoms and the diagnosis and management of constipation in Chinese physicians［J］. PLoS One, 2016, 11(3): e152801.

［19］胡智，王吉. 老年人便秘的危害与防治［J］. 实用心脑

肺血管病杂志, 2010, 18（7）: 975.

［20］姚健凤, 郑松柏. 老年人慢性便秘的评估与处理专家共识解读［J］. 中华老年病研究电子杂志, 2017, 4（2）: 28-31.

［21］柯美云, 方秀才, 侯晓华. 功能性胃肠病: 肠－脑互动异常［M］. 科学出版社, 2016.

［22］叶彬, 陈春晓. 老年住院慢性便秘患者的焦虑抑郁状态和睡眠状况［J］. 中国老年学杂志, 2016, 36（8）: 1996-1998.

［23］黄斌. 便秘与衰老的相关性实验研究及自拟益气补肾方治疗老年性便秘的临床研究［D］. 北京: 北京中医药大学, 2016.